DE LA

TRACHÉOTOMIE

ET DE

LA LARYNGOTOMIE

INTER-CRICO-THYROIDIENNE

AU MOYEN

DES INSTRUMENTS INCANDESCENTS

PAR

Saleh CHOUKRY,

Docteur en médecine de la Faculté de Paris,
Ex-médecin adjoint de l'Hôpital de Casr-El-Aing du Caire,
Ex-médecin du quartier de Gamalia du Caire,
Ancien médecin militaire de l'armée égyptienne.
Ancien élève de l'école pratique d'anatomie et de chirurgie de Montpellier,
Membre correspondant de la Société d'anthropologie de Paris.

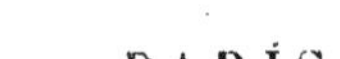

PARIS

Vᵉ FRÉDÉRIC HENRY, LIBRAIRE-EDITEUR

13, Rue de l'École-de-Médecine, 13.

1878

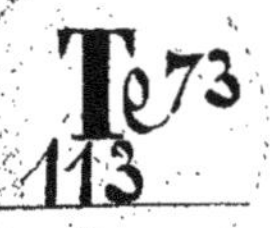

DE LA

TRACHÉOTOMIE

ET DE

LA LARYNGOTOMIE

INTER-CRICO-THYROIDIENNE

AU MOYEN

DES INSTRUMENTS INCANDESCENTS

PAR

Saleh CHOUKRY,

Docteur en médecine de la Faculté de Paris,
Ex-médecin adjoint de l'Hôpital de Casr-El-Aing du Caire,
Ex-médecin du quartier de Gamalia du Caire,
Ancien médecin militaire de l'armée égyptienne.
Ancien élève de l'école pratique d'anatomie et de chirurgie de Montpellier,
Membre correspondant de la Société d'anthropologie de Paris.

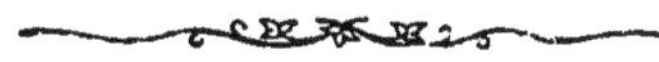

PARIS

A. PARENT, IMPRIMEUR DE LA FACULTÉ DE MÉDECINE

29-31, RUE MONSIEUR-LE-PRINCE, 29-31.

1878

A SON ALTESSE

ISMAIL PACHA

KHÉDIVE D'ÉGYPTE.

—

MONSEIGNEUR,

Je termine aujourd'hui mes études médicales en France,
et ma première pensée se reporte vers vous et ma patrie.
Pensée toute de reconnaissance et d'amour.

J'ai fait partie, en effet, Monseigneur, de cette légion de
travailleurs que votre générosité a envoyés en Europe pour
y étudier les lettres, les sciences, les arts, en un mot la ci-
vilisation de cette partie du monde ; j'ai eu l'honneur d'avoir
en partage l'étude des sciences médicales. Une marque si
honorable de votre faveur a excité en moi un ardent désir
de me rendre, par un travail assidu, digne de la faveur de
Votre Altesse, afin de répondre le mieux possible au but si
noble et si grand que vous poursuivez avec tant de gloire
pour le bien de notre patrie.

Toute l'Europe applaudit aux nobles efforts que vous
faites, et Ismaïl Pacha est le digne continuateur de l'œuvre
commencée par ses illustres pères.

Parmi les branches si diverses de la médecine, il y en a
une surtout à laquelle je me suis consacré d'une façon par-
ticulière, c'est celle des maladies des enfants. Je me suis
souvenu que les affections diphthéritiques et le croup en particulier, enlèvent chaque année un grand nombre de pau-

vres petits êtres, et j'ai cru bien faire en approfondissant l'étude de ce terrible fléau.

Quand j'aurai le bonheur de fouler le sol de l'Égypte, je tàcherai, Monseigneur, de me montrer digne de Votre Haute Libéralité en me consacrant tout entier au bien de mes compatriotes.

Permettez-moi, Monseigneur, de déposer très-humblement à vos pieds mon modeste travail. Je serais heureux, si vous vouliez bien l'accepter, comme une faible marque de ma vive reconnaissance et de mon entier dévoûment.

Je suis, avec le plus profond respect, Monseigneur, de Votre Altesse, le très-humble et très-obéissant serviteur et sujet.

SALEH CHOUKRY.

Paris, le   1878.

INTRODUCTION

Après avoir été reçu médecin à l'École de médecine du Caire, puis nommé médecin-adjudant à l'hôpital de Cars-El-Ainy, je fus envoyé comme médecin militaire pendant deux ans dans l'armée.

En 1868, appelé au quartier du Gamalia du Caire où je passai plusieurs années, j'avais déjà été frappé à cette époque de la mortalité des enfants, et de la gravité de la diphthérie et du croup en particulier. Je fus ensuite désigné par la haute bienveillance de Son Altesse le Khédive d'É-gypte (décret du 29 Ramazan 1289), pour venir en France prendre le titre de docteur de la Faculté de Paris, et puiser auprès des savants maîtres de l'École et des Hôpitaux, les connaissances spéciales et approfondies des maladies de l'enfance. J'ai assisté à l'invention du thermo-cautère, j'ai vu manier cet instrument par M. le professeur Verneuil avec le talent que tout le monde lui connaît. Des discussions se sont bientôt élevées au sein des sociétés savantes au sujet de l'emploi de cet instrument dans l'opération de la trachéotomie chez l'adulte et chez l'enfant. Nous avons suivi ces discussions avec un vif intérêt; nous avons vu pratiquer bien des trachéotomies, en France, les unes avec le bistouri, d'autres avec le thermo-cautère. Nous nous raplons avoir vu souvent, en Egypte, des hémorrhagies considérables et quelquefois mortelles suivre une trachéotomie au bistouri, et c'est bien convaincu que l'instrument de M. Paquelin est une excellente invention que nous nous efforçons de faire partager notre idée par ceux qui nous feront l'honneur de nous lire, et que nous nous décidons à publier ce travail.

Comme cette nouvelle méthode n'est pas connue en Egypte, je serais heureux si ma voix pouvait être écoutée et si je contribuais de cette manière à un progrès dans les moyens de lutter contre un fléau qui fait de si nombreuses victimes dans mon pays.

Qu'il me soit permis en présentant ce travail à la Faculté de Paris, d'exprimer bien hautement ma vive reconnaissance et de témoigner tout mon dévoûment à mes excellents maîtres :

M. VERNEUIL

Professeur de clinique chirurgicale à l'hôpital de la Pitié.

M. KRISHABER

Professeur libre depathologie laryngée.

pour les excellentes leçons qu'ils m'ont données, les bons conseils qui ont guidé mon travail, et les documents qu'ils ont mis à ma disposition avec tant de désintéressement.

DE LA TRACHÉOTOMIE

ET DE LA LARYNGOTOMIE

INTER-CRICO-THYROIDIENNE

AU MOYEN

DES INSTRUMENTS INCANDESCENTS

La trachéotomie (τραχεια trachée, τορη section), est une opération chirurgicale qui consiste à sectionner la trachée de façon à mettre en communication directe l'air extérieur et le canal trachéal. On pratique cette opération dans des cas bien différents, mais le but est toujours ou bien de pouvoir arriver directement avec des instruments soit en bas dans la trachée, soit en haut dans le larynx, ou bien de permettre à l'air de pénétrer dans les poumons parce que son passage à travers la glotte, les cordes vocales est trop étroit. Il est évident que de tout temps il y a eu des corps étrangers introduits dans le larynx ou la trachée, nous savons que le croup existe depuis longtemps, il est donc probable qu'on a de tout temps pratiqué la trachéotomie ; et en effet, aussi loin que les recherches modernes ont pu pénétrer dans l'histoire de la médecine chez les anciens, on a trouvé des histoires de trachéotomie. Mais avant de commencer l'historique de cette partie de la chirurgie, nous dirons que sous le nom de trachéotomie nous comprenons d'une façon générale toutes les opérations pratiquées soit sur la trachée elle-même, soit sur le larynx, et que pour nous les *laryngotomies*, les *laryngo-trachéotomies*, les *cricotomies*, les *cricectomies*, la *trachéotomie proprement dite* sont toujours des trachéotomies.

CHAPITRE PREMIER

HISTORIQUE

Très-probablement la trachéotomie a été pratiquée de tout temps, et en effet, d'après Galien, Asclépiade l'aurait faite dans un cas d'angine suffocante. Cependant, antérieurement, Hippocrate n'en parle pas. Cœlius Aurélianus et Arétée s'en occupent mais pour la proscrire, Antyllus plus tard la remet en honneur, et il la pratique, d'après Paul d'Egine, en faisant une section transversale entre le troisième et le quatrième anneau de la trachée, comme les vétérinaires font encore aujourd'hui chez le cheval. Il est assez curieux de remarquer qu'en effet, le moyen qui tout d'abord paraît le plus simple est d'éviter la section des cartilages, il faut que la médecine fasse bien des progrès, qu'on connaisse mieux l'anatomie du cou, la vitalité et le mode de reunion des cartilages pour que la section soit faite verticalement. Les Arabes ont aussi tenté la trachéotomie, après eux cette opération tombe dans l'oubli, et il faut arriver à travers le moyen âge, jusqu'à Guillaume de Salicet,

pour la retrouver. Au xiiie siècle, Roland fait la trachéotomie pour des abcès du larynx; au xive, Guy de Chauliac
l'a recommande; il faut Ant. Musa Brassavola au xvie siècle
pour enregistrer un succès (thèse de Moreau). Ambroise Paré
fait aussi la trachéotomie, mais encore transversalement, ce
n'est qu'à partir de Fabrice d'Aquapendente que le procédé
opératoire change. La section est verticale, mais on n'ose
pas encore s'attaquer aux cartilages.

Au xviie siècle, sévissent de terribles épidémies de croup,
surtout en Espagne, et on pratique de nombreuses trachéotomies. Marc Aurèle Séverin, à Naples, est un défenseur
ardent de cette opération qu'il surnomme *divine*, et déjà il
conseille de mettre au devant de la canule un linge trempé
dans un liquide tiède. (Trousseau dans sa clinique paraît
revendiquer pour lui-même cette innovation). Au xviii[e]
siècle, Juncker paraît être le premier qui ose sectionner
verticalement les cartilages pour l'extraction des corps
étrangers. Puis Heister et Bars l'imitent et comptent plusieurs succès. En 1750, G. Martin a l'ingénieuse idée d'employer deux canules concentriques, ce qui permet de retirer
le tube interne et de le nettoyer sans inconvénient. Déjà à
cette époque on veut éviter l'hémorrhagie, et pendant que
les uns conseillent l'incision en plusieurs temps, Bauchot
invente un trocart aplati qui permet de faire l'opération
d'un seul coup. Mais le trocart est droit, c'est Richter qui
le courbe. Louis approuve le procédé Bauchot.

En Portugal, en 1668, Thomas Rodriguez de Vaga. qui
assiste à une épidémie d'angine laryngée couenneuse, conseille aussi la trachéotomie et décrit une nouvelle méthode.
Cent ans plus tard Stol la recommande aussi, mais il conseille de pratiquer l'opération avant la période ultime de la
maladie, faisant ainsi déjà un heureux progrès sur Home
qui, quelques années auparavant, conseillait, en cas de

croup, d'attendre le plus possible, afin que les fausses membranes fussent solides et d'extraction plus facile. Ce n'est qu'en 1782 qu'on retrouve un succès opératoire, et encore n'est-il pas bien certain qu'il s'agisse d'une angine membraneuse. Mais ceci importe peu au point de vue de notre travail. C'est à John Andrée de Londres que revient l'honneur de ce succès ; mais remarquons-le, il avait enlevé un morceau de cartilage aux troisième et quatrième anneaux de la trachée. La même année, Sabatier propose la laryngotomie, puis Desault invente la laryngotomie thyroïdienne, Bichat la laryngotomie crico-thyroïdienne, Roger la laryngo-trachéotomie.

En 1808, Napoléon Ier établit le concours que tout le monde connaît; Caron à cette époque se fait l'avocat de la trachéotomie, la pratique sur un enfant qui a un haricot dans la trachée, le sauve, et fonde un prix pour celui qui par la trachéotomie sauvera un malade atteint du croup.

Il est partisan si ardent de cette opération qu'il écrit : « le gouvernement devrait rendre responsable le praticien qui laisse mourir le croupalisé sans avoir pratiqué l'opération. » Nous verrons plus tard Trousseau dire aussi : « le médecin qui ne pratique pas la trachéotomie est coupable de la mort du malade. » (Archives générales de médecine 1844).

En 1818 et 1820, Bretonneau fait deux essais et a deux revers, en 1825 il opère la fille d'un de ses amis, le comte de Puységur, et sauve l'enfant. Trois autres enfants avaient déjà auparavant été enlevés au malheureux père par la diphthérie. La même annee, Arétee obtient aussi une guérison ; l'année suivante, Trousseau commence à son tour à essayer cette opération, mais toujours dans des cas de croup et perd ses malades, ce qui ne l'a pas découragé; il faut attendre jusqu'en 1833 pour que ce grand maître publie enfin un succès. Les succès du reste vont bientôt se multipliant. Gerdy, Velpeau, Gendron, viennent en grossir la liste à ce point qu'en 1844, la science compte 212 opérations dont 40 guérisons, soit 1 succès sur 5.

Le mode opératoire est alors celui que Trousseau donne avec détail dans sa clinique (c'est-à-dire le procédé classique actuel). Une partie des revers tient évidemment au mode opératoire : il y a des hémorrhagies, des syncopes, des pneumonies qui enlèvent les malades. La trachéotomie dans les cas de croup continue à donner si peu de succès, que de toutes parts on s'ingénie à trouver des méthodes qui dispensent de placer une canule par une ouverture à la trachée. Reybard paraît être le premier qui pensa à introduire dans le larynx par la bouche, une sonde de gros calibre qui ressortait au dehors et que l'on fixait avec des fils.

Loiseau (de Montmartre), en 1857, fit fabriquer chez Charrière des tubes sur un nouveau modèle mais on ne s'en servit pas. En 1858, Bouchut reprit l'idée du tubage du larynx, idée ingénieuse, que nous n'avons pas à apprécier ici et qui fut si énergiquement combattue par Trousseau.

Un des inconvénients graves de la trachéotomie pratiquée, soit chez l'enfant, soit chez l'adulte, est certainement l'hémorrhagie, expliquée du reste par l'anatomie de la région; et comme depuis un certain nombre d'années les chirurgiens sont devenus et avec raison de plus en plus avares du sang de leurs malades, on a voulu trouver des moyens de faire des opérations exsangues.

Signalons en passant le procédé de Maslieurat-Lagémard décrit dans la revue de thérapeutique (janvier 1853), et qui avait pour but, tout en se passant de canule, d'empêcher les bords de la plaie de se cicatriser trop vite ; ce procédé n'a qu'un intérêt historique, aussi nous n'insistons pas. Dans les cas de présence d'un corps étranger dans la trachée, il arrive souvent, en effet, que ce corps étranger ne se présente pas de suite, il ne vient que, au bout de quelques jours, faire saillie entre les bords de l'incision ; au point de vue chronologique nous devions parler de ce procédé, mais continuons.

Le 4 juillet 1853, M. Chassaignac lit un mémoire destiné à faire connaître une nouvelle méthode qui atteint le but demandé.

La principale, l'unique source peut-être de difficultés de cette opération c'est l'excessive mobilité des parties, toute méthode dans laquelle on ne tient pas compte de ce fait est vicieuse et infidèle. Tant que ces moyens sûrs de stabilité n'auront pas été institués l'opération aura toujours quelque chose de hasardeux. Il fallut donc avant tout immobiliser la région ou du moins l'organe sur lequel se pratique l'opération.

M. Chassaignac divise donc son opération en quatre temps : 1° fixage du cartilage circoïde ; 2° incision de la trachée en un seul coup ; 3° dilatation de la plaie ; 4° introduction de la canule.

Ce cartilage cricoïde, en effet, est un point de repère certain qu'il est toujours facile de trouver ; et une fois l'arbre aérien solidement fixé au moyen d'une érigne cricoïdienne M. Chassaignac plonge *malgré l'audace apparente de cette manœuvre, sans hésitation le bistouri dans la trachée.* Il divise d'un seul coup les trois ou quatre anneaux nécessaires. Chez l'enfant, il faut aussitôt qu'une voie suffisante a été ouverte, remplacer le bistouri pointu par un bistouri mousse.

Cette dernière précaution est nécessaire si on se rappelle le diamètre de la trachée chez l'enfant. Pour un opérateur aussi habile que M. Chassaignac, c'était chose facile de faire ainsi cette opération, mais bien des chirurgiens et presque tous les médecins hésiteront beaucoup et même reculeront devant un semblabl e procédé.

C'est quelque temps après, le 13 avril 1872, que M. Verneuil lit à l'Académie de médecine un travail sur l'emploi du galvano-cautère. A cette même séance, M. Chassaignac qui avait inventé l'écraseur propose son instrument. Nous croyons intéressant de mettre un peu plus loin sous les yeux du lecteur un aperçu de la discussion qui eut lieu à ce sujet.

Le but est toujours de faire des opérations exsangues.

D'abord quelle différence dans le drame d'une trachéotomie, selon qu'il y a ou qu'il n'y a pas hémorrhagie. Le sang coule dans la plaie et cache à l'opérateur les parties qu'il incise, la trachée ouverte, il s'en insinue infailliblement dans ce canal; quelques gouttes suffisent pour provoquer une toux quinteuse des plus fatigantes et des plus pénibles. Cette toux lance au loin du sang sur le chirurgien, sur ses aides, et si le sang s'insinuait dans les bronches il pourrait gêner sérieusement la respiration déjà compromise. Or, une cause d'hémorrhagie que M. Verneuil signala le premier, c'est la blessure de la muqueuse trachéale qui saigne après une incision au bistouri et laisse forcément, une fois la canule placée, couler le sang dans les bronches.

Et n'est-ce rien que l'économie du sang? C'est surtout chez les enfants que cette considération a de la valeur.

A l'époque de Broussais, on traita le croup par les émissions sanguines, plus tard ses élèves continuèrent encore un certain temps, mais actuellement ce moyen de traitement est absolument banni; M. le docteur Jules Simon le blâme même sévèrement.

Malgaigne dit que lui aussi, « chez un enfant atteint de croup, la nécessité devançant la réflexion, il a appliqué ses lèvres sur la plaie et aspiré le sang ; mais je frémis encore, à l'idée du danger que j'ai couru et pour rien au monde je ne voudrais recommencer. »

Pour perdre de vue l'étendue de tels risques, il faut, on l'avouera, que l'émotion du chirurgien soit bien grande, et le danger bien pressant.

Trousseau et les opérateurs les plus exercés ont eu des cas de mort par le fait de l'hémorrhagie, M. Paulet a vu la même catastrophe se produire dans la pratique d'un médecin habile de Montpellier. M. Boissier, interne de l'hôpital des enfants compte deux hémorrhagies mortelles. M. Sanné interne au même hôpital a vu une catastrophe pareille ; et bien des fois on a vu des médecins ne pouvoir se rendre maîtres du sang et pratiquer des succions sur la plaie avec leur bouche pour empêcher une asphyxie imminente. La nécrologie médicale ne compte que trop de preuves d'un semblable dévoûment.

Dans Paris, seulement pendant l'année 1877, il est mort deux médecins de cette manière.

M. Krishaber à son tour signale sur l'adulte l'hémorrhagie mortelle. Après la communication de M. Verneuil, il s'éleva plusieurs prétentions de priorité.

Le professeur Voltolini réclama pour Middeldropf, parce qu'il aurait dix ans auparavant entretenu un de ses assistants, le docteur Dittmar, de la possibilité de pratiquer la trachéotomie avec la galvano-caustique, mais ne l'exécuta jamais. Valtolini fit une opération en juin 1872, dont on lira plus loin le détail.

Le docteur M. P. Bruns réclama le mérite de l'invention pour son père, le professeur Victor von Bruns, parce que dans une brochure publiée en 1870 à Tubingen (Die galvano-chirurgie oder die galvanocaustik end electrolysis bey chirurgischen krankheiten), on lit le passage suivant : la galvanocaustique est en général rarement employée à la division simple des tissus parce qu'en ce cas les avantages de la méthode sont moins marqués, cependant elle est le plus souvent utilisée pour la division des ulcères fistuleux, et notamment elle le fut par moi plusieurs fois avec les meilleurs résultats dans les fistules anales, les abcès ou tumeurs kystiques sous cutanées, dans l'opération *du goître cystique et de la trachéotomie au lieu de l'incision au bistouri exécutée plusieurs fois par moi.*

Or, cette motion *exécutée plusieurs fois* s'explique-t-elle au goître ou à la trachéotomie ? C'est ce qu'il est difficile de dire, c'est à propos de cette question de priorité que le fils vint raconter que par deux fois (en 1867 et 1869) Bruns avait pratiqué la trachéotomie avec le couteau galvanique, or, les deux fois l'échec fut si complet que les observations ne furent pas publiées.

Enfin, une réclamation de priorité plus sérieuse cette fois, suivit de près la communication de M. Verneuil. M. le docteur Jaubert, ami de M. le docteur Amussat, adressa le 30 avril 1872, la lettre suivante à l'Académie :

« Monsieur le Président,

« Dans la dernière séance de l'Académie, M. le docteur Verneuil a donné lecture du mémoire intitulé : De la trachéotomie par le galvano-cautère.

« Témoin il y a deux ans d'une opération analogue, j'ai l'honneur de vous communiquer ce fait intéressant au point de vue de l'histoire de l'art.

« Le 13 avril 1870, M. le docteur Amussat pratiqua une opération de trachéotomie au moyen de la galvano-caustique-thermique avec l'assistance de M. le docteur Augonard et la mienne. Il s'agissait d'un enfant de treize ans ayant depuis plus d'un mois un petit caillou dans la trachée artère.

« M. le docteur Amussat traversa les téguments avec une aiguille courbe, portant un double fil de platine de manière à comprendre dans l'anse métallique deux centimètres environ du tube aérien. Après avoir enlevé l'aiguille il saisit chacun des fils avec deux pinces en communication avec une pile et fit la section des tissus compris dans l'anse sans écoulement sanguin. La trachée ouverte, l'enfant dans un accès de toux, expulsa le corps étranger, le 21 mai la plaie était cicatrisée et l'enfant guéri de l'inflammation pulmonaire occasionnée par la présence du corps étranger.

« Je crois que c'est la première opération qui ait été pratiquée en France, et si cela n'a pas été fait à l'étranger avant l'année 1870, cela établit la priorité de ce nouveau mode opératoire en faveur de M. le docteur Amussat.

« Veuillez agréer, etc. ».

M. Verneuil n'avait pas connaissance de cette tentative, puisqu'elle n'avait pas été publiée. Au reste nous avons tenu à reproduire la lettre entière, afin que l'on pût voir en même temps que le procédé opératoire de 1872 est tout à fait différent de celui de 1870.

Dans l'un, en effet, on passe un fil, une anse de platine dans la partie de la trachée que l'on veut inciser, de sorte qu'on sectionne de dedans en dehors ; dans l'autre, on attaque la trachée de dehors en dedans, on divise les couches superposées, de la périphérie vers la profondeur. C'est plus facile et plus sûr. On voit ce que l'on fait, on sait où l'on est, car quoiqu'on en ait dit, ni l'éclat de l'instrument, ni la fumée n'empêchent de voir.

Mais depuis l'invention du thermo-cautère par M. Paquelin le procédé est resté celui de M. Verneuil, l'instrumentation seule a changé.

En 1874, M. de Saint-Germain fit à la société de chi-

rurgie communication d'un rapport sur la laryngo-trachéotomie au moyen du cautère actuel. L'année précédente
il avait déjà présenté son innovation mais n'avait pu
donner aucune observation sur les individus vivants, ses
essais avaient eu lieu sur des chiens ; pour cela il introdui-
sait un cautère à boule terminée par une partie effilée dans
le larynx au niveau de la membrane crico-thyroïdienne, puis
pratiquait une divulsion brusque du petit orifice avec le
dilatateur de Laborde. Un peu plus tard, après des expériences de Muron, préparateur de physiologie sur la trachéotomie, M. de Saint-Germain modifia son programme
et résolut, le cas échéant, de tenter l'ouverture de la trachée
chez l'enfant avec un bistouri boutonné, chauffé au rouge-
cerise. Dans un premier temps on pénétrerait immédiatement dans la trachée, et dans le second à l'aide du même
bistouri resté dans la plaie, on pratiquerait la section du
cartilage cricoïde et d'un ou deux anneaux de la trachée.
On lira plus loin une observation où cette méthode fut
employée par l'inventeur.

M. de Saint-Germain employa ce procédé, parce qu'il
aurait eu dans le service de M. Labric une eschare de la
largeur d'une pièce de 5 francs, à la suite d'une trachéotomie faite avec le thermo-cautère. Or, les autres opérateurs n'ont pas eu desemblable accident; peut-être que,
dans l'opération à laquelle nous faisons allusion l'instrument a été trop chauffé, peut-être aussi que l'aspect de la
plaie était dû autant à la diphthérie qu'à la brûlure ; car
l'appareil bien manié, chauffe et rayonne si peu, qu'on se
brûle quelquefois les poils de la main sans s'en apercevoir,
et qu'on peut tenir l'ongle d'un doigt à deux millimètres du
platine rouge pendant un certain temps. Si donc on opère par
petits coups, nous croyons une grande brûlure impossible.
Nous venions d'écrire ces lignes quand M. Krishaber nous

communiqua des observations d'adultes et d'enfants, n° 29, 30, qui justifient complètement notre manière de voir; ce chirurgien en effet opère par petits coups ou ponctuations successives et n'a ni eschare, ni hémorrhagies.

Nous croyons utile de donner ici une idée succincte de cet instrument, puisqu'il ne se trouve pas encore entre les mains des chirurgiens de mon pays. On trouvera à la fin de notre thèse un dessin qui nous a été communiqué par M. Colin, fabricant de l'appareil et qui présente les différentes formes des couteaux répondant à tous les besoins de la chirurgie ignée. Nous donnons ici (fig. 1) le dessin de la disposition de l'instrument.

Le thermo-cautère est basé sur la propriété qu'a le platine porté à une certaine température de déterminer la combustion d'un mélange d'oxygène ou d'air et de vapeurs hydrocarbonée.

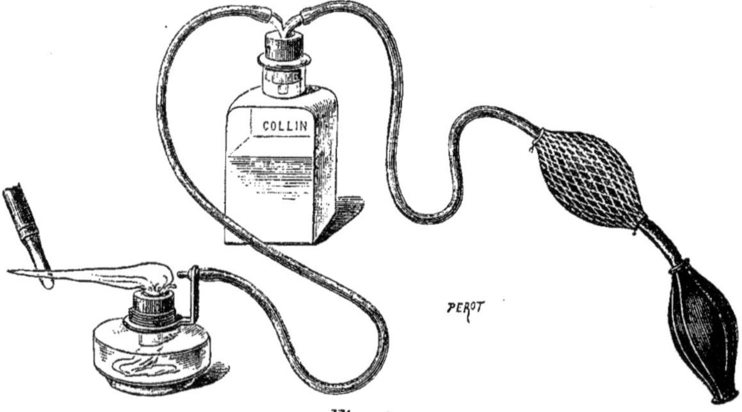

Fig. 1.

Il se compose d'une lame de platine creuse en forme de couteau, dans l'intérieur de laquelle est placé un tube central, de cuivre nikelé qui pénètre jusqu'au fond de la lame. Celle-ci est solidement attachée à un manche en bois creux, relié par un tube de caoutchouc à un pulvérisateur de Richardson. Dans le pulvérisateur on verse de l'huile de pétrole de façon à remplir le flacon au tiers.

On chauffe au préalable au moyen d'une lampe à alcool la lame du couteau, puis, en comprimant lentement la pelote à air du pulvérisateur, on lance à travers le manche du couteau, et la cheminée centrale de la lame, de l'air chargé de vapeurs de pétrole ; ce mélange porte la platine à l'incandescence. Les produits de la combustion s'échappent par deux orifices ménagés à l'extrémité postérieure du couteau. Le maniement en est très-facile, cependant il y a quelques petites précautions à prendre. Il faut que l'intérieur du couteau soit bien sec, il ne faut donc sous aucun prétexte mouiller l'instrument avec de l'eau ; quand on a fini de se servir du thermo-cautère, il ne faut pas le refroidir en le plongeant dans l'eau, mais le laisser refroidir lentement ; il ne faut pas lancer l'air chargé des vapeurs de pétrole avant que la lame soit bien chauffée sur la flamme de la lampe à alcool ou à un bec de gaz.

On doit avoir soin de renouveler assez souvent l'essence de pétrole. On sait en effet que l'huile de pétrole est un mélange de plusieurs carbures inégalement volatils. Les plus lourds restent donc les derniers, en sorte que, après avoir fait fonctionner trois ou quatre fois l'appareil, pendant deux ou trois heures en tout, il est bon de renouveler le liquide. La dépense est du reste tout à fait insignifiante.

Nous avons vu une fois, pendant une froide journée d'hiver à Paris, l'appareil ne pas fonctionner, mais il a suffi de réchauffer le flacon d'essence légèrement pour que tout marchât bien ; c'est un détail que je signale, je crois, le premier. Enfin, il faut avoir soin que les tubes en caoutchouc gardent leur perméabilité, ce qui ne se peut pas, lorsque les tubes font des angles aigus ou des courbes à trop petit rayon.

On peut graduer à volonté la température du couteau en injectant avec le pulvérisateur plus ou moins rapidement l'air : on aura soin de ne jamais dépasser la température du rouge sombre ; à de plus hautes températures l'hémostase n'a plus lieu.

Il n'entre pas dans notre sujet de discuter les conditions dans lesquelles il faut pratiquer la trachéotomie, ni les contre-indications à cette opération. Les circonstances peuvent être si diverses qu'un volume entier ne pourrait tout discuter; cependant nous signalerons comme les plus fréquents les cas suivants :

Laryngite œdémateuse.
—   chronique hypertrophique.
Polypes du larynx (fibromes, papillomes, adénomes, myxomes.)
Laryngites diathésiques (tuberculose, syphilis.)
Laryngite pseudo-membraneuse.
Altérations portant sur les cartilages (syphilis, tuberculose, fièvre typhoïde, variole.)
Altérations portant sur les muscles (atrophie, dégénérescence graisseuse.)
Altérations portant sur les nerfs (paralysie du laryngé supérieur, du nerf récurrent par compression ; anévrysme de l'aorte, cancer, ganglions.)
Rétrécissements du larynx (suites d'affections nerveuses : hystérie, tétanos, laryngite striduleuse ; farcin et morve chroniques.)
Fractures, plaies, brûlures du larynx.
Corps étrangers des voies aériennes.
Inflammation et engorgement des amygdales.
Tumeurs de voisinage, etc., etc...

Nous supposons donc l'opération indiquée, nécessaire, il s'agit de choisir le procédé et les instruments.

Nous donnons la liste et les détails des trachéotomies faites au thermo-cautère, mais laissons parler les faits :

CHAPITRE II.

DES PARTIES QUI SONT EN AVANT DE LA TRACHÉE.

Il est bon, je crois, de rappeler brièvement l'anatomie de la région où se pratique la trachéotomie.

Cette opération s'est faite dans tous les points de la partie comprise entre l'os hyoïde et le sternum sur la ligne médiane.

Cette région a pour limites en dehors les muscles sterno-mastoïdiens, les artères carotides, les veines jugulaires, les nerfs pneumo-gastriques, [le grand sympathique, en haut l'os hyoïde, en bas le bord supérieur du sternum. Elle présente de nombreuses variétés de forme et de dimension suivant l'âge et le sexe. Chez les enfants et les femmes elle est uniformément arrondie, presque privée de saillies, aussi les points de repère pour la trachéotomie sont-ils souvent difficiles à déterminer. Chez l'homme, surtout si le sujet est maigre, les cartilages du larynx font à travers la peau un relief très-appréciable à la vue et au toucher. Il existe de chaque côté de la ligne médiane des méplats, et au-dessus du sternum une dépression appelée creux-sus-sternal. C'est un endroit périlleux pour le chirurgien à cause des nombreux vaisseaux qui s'y trouvent et dont nous parlerons avec quelque détail. De plus, la trachée presque sous-cutanée à son origine au cricoïde est profondément située à ce niveau, parce que ce canal a une direction un peu oblique d'avant en arrière et de haut en bas.

Voyons d'abord les parties qui recouvrent la trachée, en procédant de dehors en dedans suivant l'ordre où elles se présentent dans la trachéotomie.

Couches situées au devant du conduit laryngo-trachéal. — Il y en a quatre : la peau, une couche aponévrotique superficielle, une couche aponévrotique profonde, une couche musculaire inter-aponévrotique.

La peau est fine et sensible, non couverte de poils, et glisse très-facilement sur les parties sous-jacentes dont elle est séparée par des tissus lamelleux ne formant qu'une petite épaisseur sur la ligne médiane, mais se dédoublant sur les côtés pour envelopper le peaucier, les rameaux du plexus cervical, et les veines jugulaires antérieures et externes ; la seconde couche, aponévrose cervicale superficielle, peut présenter de grandes différences, ainsi tantôt elle est à peine marquée, surtout chez les femmes et les enfants, tantôt elle est forte, solide, résistante chez certains hommes vigoureusement constitués et un peu maigres ; cette aponévrose, simple aussi, sur la ligne médiane se dédouble sur les côtés pour envelopper les sterno-mastoïdiens, et en bas s'insère au sternum et aux clavicules en avant.

Au-dessous se trouve une autre aponévrose qu'on devrait appeler aponévrose cervicale profonde, par opposition à celle que nous venons de nommer superficielle et qui a été bien étudiée par M. Denonviliers, cette aponévrose se confond sur la ligne médiane avec la première pour former une espèce de *ligne blanche cervicale antérieure*, on l'appelle aussi omo-claviculaire, elle renferme dans son épaisseur les muscles omo-hyoïdien, sterno-hyoïdien et hyoïdien, et les veines qui se trouvent à cette hauteur. Elle a une forme triangulaire, dont le sommet est à l'os hyoïde, les côtés formés par les muscles omo-hyoïdiens, la base est représentée par ses attaches au sternum et aux deux tiers internes des clavicules. En allant d'un muscle omo-hyoïdien à l'autre elle rencontre les sterno-hyoïdiens, qu'elle enveloppe d'une gaîne complète, rencontre le cartilage thyroïde auquel elle adhère, et les muscles sterno-thyroïdiens qu'elle enveloppe aussi pour les unir aux sterno-hyoïdiens. Quant à ses attaches au sternum et aux clavicules, elles se trouvent à la face postérieure de ces os, laissant ainsi entre elle et l'aponévrose cervicale superficielle un espace dont la section antéro-postérieure est un triangle à base dirigée en bas. Nous reviendrons sur cet espace. Cette même membrane enveloppe encore les troncs veineux brachio-céphalique droit et gauche, et les fixe aux os supérieurs du thorax, et plus en dehors elle gagne les veines sous-clavières, les enveloppe aussi et les fixe en avant à la clavicule, en bas au sous-clavier, en arrière à la première côte. Il ne faudrait pas s'attendre à voir cette aponévrose formée de fibres resplendissantes et croisées de manière à constituer une lame solide, c'est bien plutôt une membrane à feuillets multiples destinés à envelopper les muscles et les veines de la région. Cette aponévrose, en effet, semble avoir surtout pour but par sa tension continuelle, de maintenir béants les gros vaisseaux veineux qui la traversent.

Enfin, sous cette aponévrose existe une couche de tissu conjonctif, d'autant plus épais qu'on se rapproche davantage de la partie inférieure de la région. C'est du tissu lâche et sans graisse formant en quelque sorte une atmosphère qui enveloppe le canal laryngo-trachéal et qui n'est pas sans quelque analogie avec les bourses dites séreuses qui se développent accidentellement autour des parties très-mobiles ou exposées à des tiraillements fréquents. Cette atmosphère se continue avec le tissu cellulaire des médiastins en suivant la trachée et l'œsophage. Cette disposition est nécessitée par la mobilité du larynx dont les mouvements sont si fréquents. Il résulte de cette mobilité que dans l'opération, qui fait le but de notre travail, les mouvements, d'ascension et de descente du larynx, de même que ses mouvements latéraux rendent l'ouverture du canal aérien assez difficile pour qu'on doive absolument, par un moyen approprié, rendre cet organe fixe et qu'une fois l'incision des téguments pratiquée, il faille s'arranger de façon que l'ouverture de la trachée lui corresponde exactement, sans quoi la canule peut pénétrer entre la trachée et les couches antérieures. Cet accident arrive plus souvent qu'on ne pense, et il serait, dit-on, arrivé à Dupuytren lui-même.

Outre ces couches il faut encore bien connaître les vaisseaux de la région. Ce sont eux en effet qui rendent l'opération de la trachéotomie plus ou moins dangereuse et difficile selon qu'ils sont plus ou moins développés. Les artères proviennent de chaque côté de deux troncs principaux : les artères thyroïdiennes supérieure et inférieure. La première naît de la carotide externe et est descendante, la seconde naît de la sous-clavière et est ascendante,

1° La thyroïdienne supérieure qui fournit au larynx et au corps thyroïde a des branches dont la distribution est très-variable. Les deux plus importantes sont les deux laryngées inférieure et supérieure. Cette dernière naît quelquefois directement de la carotide externe, ou même de la faciale, elle passe entre le muscle thyro-hyoïdien et la membrane thyro-hyoïdienne qu'elle traverse en même temps que le nerf laryngé supérieur, puis parvenu dans le tissu cellulaire sous-jacent à cette membrane, elle se divise en deux rameaux, l'un ascendant ou épiglottique qui nous intéresse peu, et un second descendant ou laryngien proprement dit qui se porte derrière le cartilage thyroïde, entre lui et le muscle thyro-arythénoïdien, puis se répand dans les muscles et la muqueuse du larynx. On sectionne donc ses rameaux dans la laryngotomie. La seconde branche de la thyroïdienne supérieure, c'est-à-dire la laryngée inférieure appelée aussi par Cruveilhier rameau crico-thyroïdien, est remarquable plutôt par sa présence constante que par son volume qui peut cependant être tel que sa section donne lieu à une hémorrhagie d'une certaine importance. Cette artère, en effet, s'anastomose par inoculation sur la ligne médiane avec celle du côté opposé, de façon à se présenter au niveau du bord supérieur de l'isthme du corps thyroïde sur la ligne médiane, sous la forme d'une arcade ou canal dont le diamètre peut aller jusqu'à deux millimètres. Les instruments doivent donc absolument la rencontrer si on opère dans cette région.

2° La thyroïdienne inférieure naît de la sous-clavière sur un plan antérieur à celui de la vertébrale et un peu en dehors, elle est destinée au corps thyroïde qu'elle pénètre par sa face interne et dans l'épaisseur duquel elle s'anastomose avec celle du côté opposé. Son calibre est en raison inverse de celui de la thyroïdienne supérieure de son côté. Plus considérable dans l'enfance qu'à tout autre âge, elle peut devenir prodigieuse dans certains cas de goître. Nous ne parlerons pas de ses ramifications qui, en ce moment, nous importent peu, mais nous dirons qu'au moment où elle atteint l'extrémité inférieure du lobe latéral du corps· thyroïde, elle se divise en trois branches : une suit le bord inférieur de l'organe, une autre se porte le long de son bord latéral et postérieur, la troisième enfin s'enfonce entre le corps thyroïde et la trachée, longe le bord inférieur du cartilage cricoïde, devient quelquefois superficielle au niveau de l'isthme et s'anastomose en arcade avec celle du côté opposé.

Normalement, ce sont les seules artères de la région qui nous occupe, mais il peut y avoir de grandes anomalies. M. Tillaux a, dans son traité d'anatomie topographique, donné une belle collection de dessins représentant les variétés les plus importantes. L'examen attentif de ces planches en dit plus que des descriptions qui seraient à la fois bien ennuyeuses et fort longues.

Cependant, je crois devoir signaler l'artère de Neubauer. Le tronc brachio-céphalique, arrivé un peu au dessus du niveau de la fourchette sternale se divise normalement en deux branches : carotide et sous-clavière droite, sans aucune branche collatérale. Dans quelques cas exceptionnels on a vu se détacher une thyroïdienne inférieure appelée artère de Neubauer, du nom de l'anatomiste qui le décrivit le premier. Cruveilhier a vu cette artère naître de la crosse de l'aorte entre le tronc brachio-céphalique et la carotide primitive gauche ; Hillairet, du tronc brachio-céphalique à la réunion des deux tiers internes avec le tiers externe. Dans tous ces cas elle se dirige en haut plus ou moins obliquement, selon son origine, gagne le corps thyroïde où elle se répand. La présence de ce vaisseau pourrait causer bien des ennuis pendant une trachéotomie, heureusement le cas est rare.

Les *veines* ne sont pas moins importantes que les artères. Il existe au devant de la trachée un plexus veineux plus ou moins développé suivant les sujets et qui se montre très-turgescent chez les malades asphyxiants, mais surtout si la gêne respiratoire existe depuis longtemps.

Ces veines sont disposées sur deux plans : les veines superficielles qui se jettent dans la veine jugulaire antérieure superficielle, celles du second plan qui vont former la veine jugulaire antérieure profonde. Or, s'il est à la rigueur quelquefois possible d'éviter les artères, il faut absolument passer à travers les plexus veineux dans la trachéotomie ordinaire.

La jugulaire antérieure superficielle, située en avant des muscles sous-hyoïdiens sur la ligne médiane, va se jeter dans la veine sous-clavière droite, quelquefois par un tronc commun avec la jugulaire externe, quelquefois en avant d'elle son calibre est très-variable, il est presque toujours en raison inverse de celui de la jugulaire externe, cette veine est quelquefois double, une de chaque côté de la ligne médiane. D'autres fois elle se réduit à quelques fins rameaux. Elle est, comme nous l'avons déjà dit, comprise dans l'aponévrose ou tissu fibreux médian que nous avons appelé ligne blanche cervicale. Elle reçoit des rameaux laryngiens, une veine thyroïdienne inférieure, un grand nombre de petits rameaux sans nom, communique enfin largement avec les veines jugulaires internes. La jugulaire antérieure profonde se rend dans le tronc veineux brachio-céphalique gauche. Bien que les origines de ces deux grosses veines soient en général collatérales des artères et n'aient pas reçu de nom, il est bon de mentionner en particulier les veines thyroïdiennes inférieures. En général, au nombre de deux, une droite et une gauche, quelquefois au nombre de trois et même de quatre, elles représentent assez exactement l'artère de Neubauer quand elle existe. Elles naissent des plexus veineux thyroïdiens et quelquefois de la veine thyroïdienne supérieure par une arcade anastomotique, se portent verticalement en bas entre la trachée et les muscles de la région sous-hyoïdienne et se terminent différemment à droite et à gauche. Celle de droite aboutit à l'angle de réunion des deux troncs veineux brachio-céphaliques, celle de gauche dans le tronc brachio-céphalique gauche. Ces veines reçoivent les veines trachéales et laryngiennes inférieures, aussi Winslow les avait-il appelées veines gutturales et trachéales. C'est la réunion de toutes ces veines qui constitue le plexus dont nous avons parlé.

Les *vaisseaux lymphatiques* qui naissent du conduit laryngo-trachéal en partant de la muqueuse sont très-nombreux, mais nous intéressent peu. Ils vont aux ganglions placés sur les côtés du larynx et de la trachée, en dedans des sterno-mastoïdiens.

Les *nerfs* sont ou superficiels ou profonds. Les premiers sont destinés à la peau et viennent de la branche cervicale transverse du plexus cervical superficiel, les seconds se detachent de la convexité de l'anse de l'hypoglosse pour aller animer les muscles sous-hyoïdiens.

Enfin, le dernier organe sur lequel nous désirons appeler un instant l'attention est le corps thyroïde, qu'il faut absolument sectionner dans l'opération classique de la trachéotomie, mais au-dessus duquel on opère par notre méthode.

Le corps thyroïde est un organe glanduliforme placé en avant des premiers anneaux de la trachée, et sur les parties latérales du larynx. Il a la forme d'un croissant à concavité supérieure, la partie médiane appelée isthme est rétrécie, aplatie d'avant en arrière, les cornes ou lobes latéraux sont réunis entre eux par l'isthme. La face antérieure de l'isthme est convexe, et recouverte par les muscles sous hyoïdiens, sa face postérieure répond aux trois ou quatre premiers anneaux de la trachée auxquels elle est unie par un peu de tissu cellulaire lâche. Le bord supérieur répond au bord inférieur du cartilage cricoïde, est concave et longé par les artères thyroïdiennes supérieures dont nous avons parlé, le bord inférieur est situé plus ou moins bas, suivant le degré de développement de l'isthme. Ce bord est longé par l'artère thyroïdienne inférieure.

Le volume de l'isthme et de tout le corps thyroïde est sujet à de grandes variétés ; quelquefois rudimentaire, surtout chez l'homme, il acquiert dans certaines circonstances un développement colossal et constitue alors le goître. Dans ce dernier cas il est très-vasculaire, gorgé de sang. La section de cet organe serait bien imprudente et dangereuse, et même tout à fait impossible dans certains goîtres.

CHAPITRE III.

LARYNX ET MEMBRANE CRICO-THYROÏDIENNE. — LARYNGO-
TOMIE INTER-CRICO-THYROÏDIENNE ET CANULE A BEC DU
Dr KRISHABER.

Derrière les différents organes que nous venons de décrire se trouve enveloppé de tissu cellulaire, le canal laryngo-trachéal composé de différentes parties qui de haut en bas sont l'os hyoïde, la membrane thyro-hyoïdienne, le cartilage thyroïde, la membrane crico-thyroïdienne, le cartilage cricoïde, puis la trachée proprement dite.

Nous n'avons rien à dire ici de l'os hyoïde, quant à la *membrane thyro-hyoïdienne* nous n'avons pas à insister, car il n'est plus question de la sectionner dans la trachéotomie. Cependant Vidal de Cassis et Malgaigne ont proposé la *laryngotomie sous-hyoïdienne* et Follin l'a utilisée pour enlever les polypes implantés sur la muqueuse qui recouvre la face antérieure et la base des cartilages arythénoïdes. Par cette voie on arrive au-dessus du larynx et des cordes vocales supérieures comme l'ont prouvé les expériences des Drs Krishaber et Planchon. Ce dernier a même désigné cette opération sous le nom très-juste de laryngotomie indirecte. Cette membrane thyro-hyoïdienne est très-résistante et présente 3 à 4 centimètres de hauteur, mais avant d'arriver sur elle on rencontre une bourse séreuse (bourse séreuse de Boyer) qui résulte des mouvements incessants d'élévation et d'abaissement du larynx.

Le cartilage thyroïde se compose de deux lames quadrilatères qui s'ouvrent à angle aigu dont le sinus est en arrière, c'est l'arête formée en avant par leur union qui constitue la pomme d'Adam. On le sent très-facilement entre les doigts chez l'homme, il est même très-saillant et très-visible à l'œil, c'est donc un point de repère précieux pour les opérations qui se pratiquent sur le larynx. Sur la ligne médiane il n'est recouvert que par la peau et l'aponévrose cervicale; sur les côtés se trouvent les muscles sous-hyoïdiens, sa hauteur varie entre 2 et 3 centimètres chez l'adulte. En dedans du larynx s'insèrent dans l'angle rentrant formé par les cartilages les cordes vocales, elles sont presque contiguës, de sorte que, si dans la section on s'écartait tant soit peu de la ligne médiane, on les inciserait et il en résulterait de l'aphonie. Cependant la thyrotomie a été proposée par Desault. Elle est en effet praticable, car quand nous disons que les deux cartilages thyroïdes s'insèrent l'un sur l'autre à angle aigu, c'est pour nous conformer à la description des livres classiques. Le Dr Rambaud a démontré l'existence normale d'un petit cartilage intermédiaire avec deux lames latérales, ayant la forme d'un losange très-allongé, dont la grande diagonale serait verticalement placée, la petite d'avant en arrière, comme le serait une aiguille de boussole placée verticalement dans un plan antéro-postérieur, selon l'heureuse comparaison du Dr Rambaud.

En 1869, M. Krishaber a présenté à la Société de chirurgie un malade sur lequel il a fait la thyrotomie pour l'extraction d'un polype. Ce malade a gardé la voix intacte comme il résulte de l'examen fait 7 ans après l'opération. (Voy. *Soc. de chirurgie*, 1876).

Sous le cartilage thyroïde, au-dessus du cricoïde, se trouve *la membrane crico-thyroïdienne*. Presque linéaire sur les côtés, elle mesurerait selon M. Tillaux de 5 à 6 millimètres. En sorte que, d'après ce professeur, il *serait toujours impossible* de faire pénétrer une canule en cet endroit sans entamer le cricoïde ou le thyroïde. Cette membrane est fibreuse comme le thyro-hyoïdienne, elle est recouverte sur les côtés par les muscles crico-thyroïdiens, elle est ordinairement traversée par une artère : la crico-thyroïdienne.

Cependant, dans le traité du directeur de Clamart, on voit une figure très-intéressante représentant un larynx où cette artère est située plus bas. Au-devant de cette membrane, sur la ligne médiane, on ne rencontre que la peau et l'aponévrose cervicale. Il est donc facile de pénétrer par cette route dans le larynx, et c'est celle que suivit Vicq d'Azyr. Blandin conseillait aussi cette route, et si cette méthode n'a pas prévalu, c'est qu'on a toujours cru que l'espace était insuffisant pour permettre d'introduire une canule à trachéotomie, et qu'il fallait absolument sectionner le cartilage cricoïde ou le thyroïde. En sorte, que la crico-trachéotomie a été faite par M. de Saint-Germain et que M. Tillaux insiste à deux reprises, dans son traité, sur l'impossibilité de pénétrer dans la trachée sans entamer le cricoïde.

Nous verrons dans l'observation, n° 29, que M. le Dr Krishaber crut aussi devoir sectionner le cartilage thyroïde, mais cependant la facilité avec laquelle il put introduire sa canule lui fit comprendre que cette section du cartilage devait-être inutile.

En effet, M. Krishaber a fait des recherches, sur le cadavre d'adultes, dont il résulte pour lui, qu'il est toujours possible d'introduire une canule d'adulte dans l'espace crico-thyroïdien sans toucher les cartillages. La seule section verticale de la membrane crico-thyroïdienne suffit, d'après cet auteur, pour pénétrer dans la cavité du larynx, pourvu que l'opérateur se serve de la canule conique à bec, dont la description se trouve page 23. Selon M. Krishaber, l'espace crico-thyroïdien mesure de 8 à 11 millimètres; mais, en forçant légèrement le passage, il a (communication orale) pu introduire 4 fois sur 18 sujets une canule dont la partie la plus grosse mesurait 13 millimètres de diamètre. Or, une canule d'adulte mesure ordinairement de 8 à 10 millimètres. Aussi, en adoptant ce procédé d'une façon générale chez l'adulte, lui propose-t-il le nom de laryngotomie inter-crico-thyroïdien.

Poursuivant de notre côté cette idée de la laryngotomie, qui nous paraît très-avantageuse, à cause de la position relativement superficielle de la membrane crico-thyroïdienne, nous nous sommes livré à des mesures exactes de cette membrane; nous avons été à l'Ecole pratique, opérer sur un grand nombre de cadavres d'adultes et nous sommes arrivé à cette conclusion, que la *laryngotomie inter-crico-thyroïdienne* est facile, mais pour cela il faut pouvoir introduire une canule sans employer de dilatateur, car l'espace est insuffisant pour loger ces deux instruments à la fois. Mais nous n'avons jamais trouvé les dimensions de la membrane aussi grandes que l'indique M. Krishaber; d'après nos recherches sur l'adulte, elles n'excéderaient pas 8 millimètres, quand elle est bien tendue, ce qui est cependant encore suffisant, si on se sert de la canule à bec du Dr Krishaber.

Il y a du reste une série de canules à bec de différentes dimensions, ce sera donc au chirurgien, suivant les circonstances à choisir la canule de calibre convenable. Dans nos expériences nous nous sommes servi d'une canule de 8 millimètres de diamètre et nous avons toujours pu pénétrer dans la trachée sans violence et sans tiraillement. Nous avions craint d'abord que l'écartement des cartilages thyroïde et cricoïde fût insuffisant à cause de la résistance de la membrane crico-thyroïdienne sur les côtés; nous avons heureusement été détrompé, et, cependant, dans le cours de nos expériences nous avons opéré trois fois sur des vieillards dont le larynx et la trachée étaient tout à fait ossifiés.

Espérant pouvoir faire bénéficier les enfants de cette méthode qui nous paraît très-ingénieuse.

Nous avons alors répété les mêmes expériences sur les enfants. Nous avons mesuré, à l'amphithéâtre de l'hôpital des enfants malades, la membrane crico-thvroïdienne d'u

grand nombre d'enfants et nous avons obtenu les dimensions suivantes :

2 ans,	5 millimètres.
3 ans.	5 millim. 1/2.
3 ans 1/2,	5 millim. 1/2.
4 ans,	5 millim. 1/2.
5 ans,	5 millim. 3/4.
6 ans,	6 millim.
8 ans,	6 millim. 1/2.
12 ans,	7 millimètres.
14 ans,	7 millim.

Si donc la canule avait des dimensions appropriées, on
devait facilement passer à travers la membrane crico-
thyroïdienne chez les enfants au-dessus de trois ans, c'est
en effet ce que nous avons constaté, dans le cours de nos
recherches.

Si, du reste, on remarque que l'incision au bistouri ne
donne qu'une fente linéaire, mais que le thermo-cautère
fait un petit trou rond, on se rend facilement compte de la
facilité du procédé qne nous proposons.

La canule à bec du Dr Krishaber dont nous venons de
parler, dont il est temps de donner la description, a pour but
de rendre l'emploi du dilatateur inutile et par conséquent
de supprimer dans l'opération un temps qui est précisément
celui qui expose le plus aux accidents. Elle se compose
comme la canule ordinaire de deux tubes concentriques
mais avec des modifications importantes.

Le premier, fig. A, est semblable à celui de toutes les canules, mais à son extrémité, sur les parties latérales, à
droite et à gauche, il est légèrement échancré.

Le cylindre interne, fig. B, se termine à son extrémité
par une partie pleine aplatie, à forme de bec, conique et
amincie, il est, en outre, percé latéralement de deux fentes

communiquant avec la cavité longitudinale et qui permet-
tent à l'aire de la traverser, de façon à permettre la respiration aussi facilement qu'avec une canule ordinaire. Ce
tube agit donc comme le ferait la tige pleine d'un trocart
dont on aurait émoussé la pointe, à travers l'ouverture faite
au thermo-cautère. La fig. A C représente les deux canules

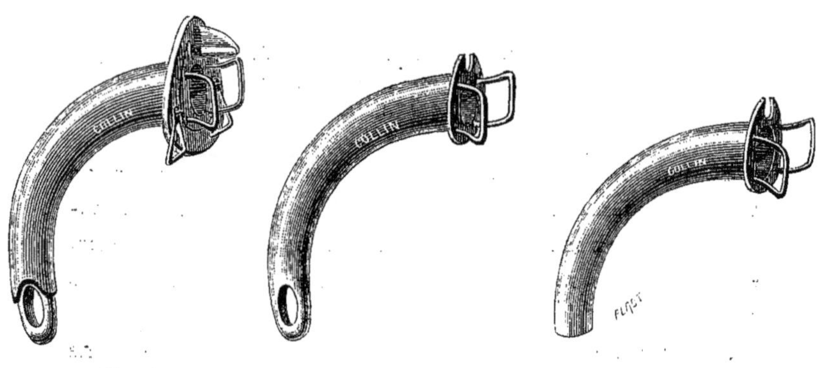

Fig. AC.   Fig. B.   Fig. D.

emboîtées l'une dans l'autre. On voit que l'interne dépasse
l'externe par son bec aplati, conique et presque tranchant ;
on remarque les deux échancrures latérales de l'extrémité
inférieure de la canule externe s'adaptant sur la base du bec
de la première. L'ouverture une fois faite, l'opérateur introduit la double canule qui pénètre aussi facilement et même
plus facilement que le dilatateur, le bec de la canule interne
étant effilé, comme nous l'avons vu, s'insinue à la moindre
pression dans la fente faite avec le couteau thermique dont
elle a la forme.

Une fois la canule dans la trachée, l'opérateur peut
laisser en place, la canule interne à bec, ou s'il le préfère, la
remplacer par la canule interne ordinaire, fig. D, l'externe
restant (il est inutile de le dire) dans la trachée.

Comme il existe une série de canules à bec de dimensions différentes, on choisira celle qui convient d'après la taille du sujet; les mesures que nous avons prises de la membrane circo-thyroïdienne serviront pour l'épaisseur, et le tableau suivant pour la longueur de la canule.

MM. Krishaber et de Saint-Germain qui ont mesuré les trachées de 36 enfants, ont bien voulu nous donner communication du résultat de leur recherches, et nous les consignons dans le tableau ci-joint :

Sexe	Age	Taille	Longueur de la trachée du cricoïde à l'éperon	Diamètre antéro-postérieur		Diamètre transversal	
				au niveau du cricoïde	au 3e anneau de la trachée	au niveau du cricoïde	au niveau du 3e anneau
		Cent.	Millim.	Millim.	Millim.	Millim.	Millim.
Fille.......	2 1/2	71	0.031	0.009	0.007	0.009	0.011
Garçon......	2 1/2	72	0.040	0.009	0.008	0.009	0.010
Garçon....	2	76	0.039	0.007	0.007	0.010	0.011
Fille.......	2 1/2	77	0.047	0.009	0.009	0.011	0.012
Fille.......	2	80	0.042	0.009	0.008	0.009	0.008
Garçon......	3	86	0.045	0.009	0.008	0.010	0.008
Fille.......	4	87	0.049	0.008	0.009	0.009	0.010
Garçon......	3	87	0.045	0.008	0.009	0.011	0.008
Garçon......	5	87	0.051	0.008	0.009	0.009	0.008
Garçon.. ...	2 1/2	87	0.037	0.008	0.010	0.012	0.011
Garçon......	3	89	0.039	0.009	0.008	0.010	0.009
Fille.......	3	90	0.041	0 009	0.008	0.010	0.009
Fille.......	4	90	0.030	0.009	0.010	0.010	0.011
Garçon......	2	90	0 042	0.009	0.010	0.011	0.010
Garçon......	7	91	0.058	0.009	0.008	0.040	0.009
Garçon......	2	93	0.042	0.009	0.008	0.010	0.009
Fille.......	4 1/2	95	0.042	0.011	0.012	0.012	0.013
Fille.......	7 1/2	97	0.065	0.008	0.010	0.012	0.011
Garçon......	4 1/2	98	0.045	0.010	0.009	0.015	0.016
Fille.......	8	99	0.051	0.009	0.010	0.011	0.008
Garçon......	5	99	0.050	0.010	0.011	0.011	0.012
Garçon......	3	1m.00	0.067	0.009	0.008	0.011	0.010
Garçon......	4 1/2	1 00	0.039	0.009	0.008	0.012	0.013
Garçon......	9	1 00	0.064	0.009	0.008	0.011	0.010
Garçon......	4	1 02	0.037	0.010	0.008	0.011	0.010
Fille.......	6 1/2	1 05	0.067	0 009	0.009	0.010	0.010
Garçon......	6	1 08	0.059	0.017	0.018	0.013	0.019
Fille.......	8	1 10	0.064	0.012	0.012	0.013	0.014
Garçon......	6	1 11	0.038	0.008	0.009	0.010	0 012
Fille.......	6	1 12	0.040	0.008	0.009	0.011	0.011
Garçon......	6	1 14	0.054	0.011	0.010	0.013	0.011
Fille.......	13	1 20	0.072	0.012	0.013	0.012	0.013
Garçon......	10	1 30	0.064	0.011	0.010	0.011	0.013
Garçon......	11	1 30	0.073	0 010	0.011	0.013	0.012
Garçon......	11	1 30	0.067	0.011	0.012	0.012	0.013
Garçon......	13	1 40	0.083	0.010	0.011	0.012	0.013

Ces chiffres diffèrent sensiblement de ceux donnés par Bourdillat (Société médicale des Hôpitaux, 1867.)

Nous n'avons rien de particulier à dire du cartilage cricoïde, si ce n'est que sur la ligne médiane il mesure de six à dix millimètres de hauteur. La cricotomie est-elle dangereuse comme le croyait Trousseau? nous ne le croyons pas. Il est vrai qu'on a quelque peine à écarter les lèvres de la plaie chez l'adulte, qu'à partir de 40 à 45 ans les cartilages du larynx commencent à s'ossifier, et qu'alors la cricotomie est impossible, que c'est pour cela qu'on a proposé de faire la *cricectomie*, c'est-à-dire d'enlever un peu de ce cartilage; à cela nous répondons que chez l'enfant la méthode que nous proposons sera toujours applicable, que chez l'adulte elle l'est aussi très-facilement, car dut-on sectionner le cricoïde pour se donner plus de place, ce cartilage est assez peu résistant, et que chez le vieillard, quand il est ossifié, il peut encore après la section sur la ligne médiane donner facilement un écart de un ou deux millimètres entre les bords de sa section sans inconvénient, comme nous l'ont prouvé nos expériences. Quant à la cricectomie nous la repoussons de toutes nos forces et absolument.

Il n'y a qu'un seul inconvénient à l'ossification des cartilages du larynx, c'est que si par exception on devait les sectionner, il faudrait employer le bistouri fort, vu que le thermo-cautère ne peut pas les entamer.

CHAPITRE IV

OBSERVATIONS

Obs. 1. — Trachéotomie au moyen du couteau galvanique. Guérison. (Note de M. Verneuil communiquée à l'Académie de médecine le le 23 avril 1872).

Le 23 avril, M. Verneuil lit un travail intitulé (note sur la trachéotomie pratiquée avec le couteau galvano-caustique).

L'auteur appelle l'attention sur les dangers que présente l'opération de la trachéotomie, principalement l'hémorrhagie et l'introduction de l'air dans les veines.

Ces dangers sont évités avec le galvano-cautère. Il cite la tentative qu'il a faite avec ce procédé, tentative couronnée de succès sur un homme âgé de 38 ans, atteint de tuberculisation pulmonaire et en proie depuis plusieurs jours à une asphyxie imminente. L'opération fut décidée dans une consultation avec M. Axenfeld et le Dr Sirugues.

M. Verneuil porte la pointe du couteau-galvanique rougie au sombre, au niveau de l'anneau cricoïdien. L'instrument lentement, et doucement appuyé sur la peau, fut conduit de haut en bas, de façon à pratiquer une section des téguments dans l'étendue de 3 centimètres environ. Le couteau est reporté à la partie supérieure et conduit comme tout à l'heure de haut en bas pour diviser l'aponévrose. Les lèvres écartées laissent voir alors le cartilage cricoïde et les anneaux supérieurs de la trachée. M. Verneuil applique la pointe du couteau galvanique sur l'espace qui sépare le cartilage cricoïde au premier anneau de la trachée, divise la membrane qui les sépare, ainsi que le second de ces anneaux, laissant entre ces deux ponctions une sorte de pont formé par le premier anneau qui fut divisé avec le bistouri boutonné. La canule fut placée : 40 ou 50 gouttes de sang environ sortirent par la plaie. L'opération dura un peu moins de cinq minutes.

Le malade a très-peu souffert.

Au bout de 10 jours M. Verneuil a enlevé la canule.

L'auteur conseille de porter le couteau galvano-cautère jusqu'au rouge sombre et non au rouge blanc ; car ce dernier degré loin d'empêcher les hémorrhagies les provoque.

Obs. 2. — Extirpation du sein. Tétanos traumatique. Trachéotomie, au galvano-cautère. (Archives générales de médecine. Bourdon) (résumée).

Clémence X... 28 ans, d'une constitution robuste et d'un embonpoint notable, entre à l'hôpital Lariboisière le 7 mai 1872, pour une tumeur du sein gauche.

Il s'agit d'un squirrhe de petit volume, très-dur, ulcéré à son centre, avec adénopathie axillaire peu considérable.

L'ulcération augmentant sans cesse, lentement, je me décidai à tenter l'extirpation le 24 juillet. La plaie est pansée à plat, et au bout d'une semaine présente la plus belle apparence.

Le 1er août la malade se plaint de douleurs à la base de la poitrine, le long du thorax, avec oppression et dyspnée. Le 6 août, X... ne peut desserrer les dents. Le trismus et la dysphagie augmentent les jours suivants. La mastication est tout à fait impossible les liquides même ne peuvent être déglutis. Il est impossible de méconnaître un tétanos à marche lente. On essaie les injections sous-cutanées de morphine. Malgré ce traitement la température monte un peu. Le chloral est essayé le 16, 17 et 18 août, le 19 on essaie le haschich, le tout sans résultat, le 20, on revient au chloral, qu'on administre à la dose de 15 grammes, le 21, même traitement, le 22 au matin, à 5 heures, survient un accès de suffocation qui dure 10 minutes. puis un second à 8 heures ; à 9 h. 1/2 la face est vultueuse, couverte de sueur, le pouls à 100°.

La respiration est régulière mais accélérée. M. Verneuil veut desserrer les dents et redresser le cou, qui s'est fléchi en avant, ces attouchements provoquent aussitôt une crise violente de suffocation ; il décide aussitôt la trachéotomie.

L'opération présentait des difficultés toutes spéciales. La malade est grasse, le col est court et légèrement fléchi en avant, je n'ose le faire étendre de crainte de provoquer un nouvel accès de suffocation. Aussi je ne sens que difficilement le cartilage cricoïde et je me vois forcé d'allerchercher la trachée profondément, à la partie inférieure du cou, tout près de la fourchette sternale.

Je fais à la peau une section de 4 centimètres, un peu oblique de haut en bas, et de gauche à droite par la faute de l'aide qui ne maintient pas exactement la tête dans l'axe du corps. La malade crie un peu sous l'action du cautère. Je creuse lentement mon sillon sans voir une goutte de sang. La graisse mise en libertéest fluide au fond de la plaie et s'enflamme, un souffle l'éteint. Je ne découvre la ligne blanche cervicale qu'à une profondeur d'au moins 2 centimètres. L'aponévrose divisée et les muscles séparés de la ligne médiane, je reconnais l'isthme du corps thyroïde

saillant, convexe, volumineux, haut de deux centimètres et épais
de 12 millimètres, au moins. Je le divise à petits coups sans perdre
une goutte de sang.

Les bords s'écartent d'eux-mêmes assez largement, je promène
encore de haut en bas, assez légèrement la pointe du cautère,
et enfin je distingue très-nettement les premiers anneaux de la
trachée.

Le fond de la plaie est à plus de 3 centimètres de son ouverture
cutanée.

Je touche avec l'index gauche le cartilage cricoïde et je ponc-
tionne la trachée immédiatement au-dessous ; un sifflement particulier m'avertit de la pénétration de l'air. J'introduis la pince dilatatrice, et comme l'ouverture est insuffisante, je l'agrandis par en
bas avec le galvano-cautère tout en laissant en place la pince dilatatrice. Enfin j'introduis la canule, à ce moment, et sans doute
à cause de la distension forcée des bords de la plaie trachéale,
nous voyons pour la première fois quelques gouttes de sang, mais
rien ne tombe dans la trachée : ainsi l'opération se termine sans
suffocation, sans toux, sans la moindre agitation de la patiente.
Chose remarquable, la douleur n'a été accusée qu'au moment de
la brûlure de la peau, le reste de l'opération semble avoir été à
peu près exempt de souffrance. La respiration a continué à s'effectuer sans difficultés et sans la moindre gène. J'ai même été
forcé à plusieurs reprises d'imposer silence à la malade qui par-
lait continuellement. L'opération a duré environ cinq minutes à
cause de la lenteur extrême avec laquelle j'ai procédé. J'évalue à
2 grammes la quantité totale de sang perdu.

Je revois la malade une heure après, elle est calme, et ne
souffre pas ; elle est seulement incommodée par quelques efforts
de toux dans laquelle elle rejette par la canule une certaine quantité de muco-pus fort épais, ce qui indique que les bronches étaient
remplies de ce liquide même avant l'ouverture de la trachée,
et qu'il existait par conséquent depuis une époque indéterminée
une bronchite intense.

Plusieurs fois dans la journée la toux s'est produite sous forme
de quintes accompagnées de suffocation, il y a eu deux vomisse-
ments bilieux.

Le soir on donne du chloral, la déglutition devient plus facile

e trismus a notablement diminué, la raideur de la nuque a presque
disparu.

L'état général va s'améliorant, la plaie du cou garde un bel aspect, et se rétrécit de plus en plus, le 31 on ôte la canule, et
pendant toute la journée il n'y a pas le moindre accès de suffo-
ation. .

Les fonctions du larynx n'ont jamais été troublées, la voix n'a
pas subi la moindre altération. Un peu rauque et étouffée elle est
restée telle pendant et après la cicatrisation de la plaie du cou.
Malgré l'étendue de cette dernière, la cicatrice n'est point difforme
mais seulement adhérente à la trachée.

On avait pansé la plaie avec de la charpie phéniquée.

Obs. 3.

Voici un extrait de l'observation envoyée à M. Verneuil
par le professeur Voltolini (Bourdon), et à laquelle nous
avons fait allusion dans l'historique de notre travail.

« La première trachéotomie pratiquée en Allemagne, avec le
galvano-cautère, pour une obstruction de la glotte, par une production morbide. » (Berliner Klinischer Wochenschrift, 1872,
nº 41).

Je me décidai, d'accord avec le Dr Reichel, à pratiquer la laryngo-trachéotomie et à enlever le polype dans la même séance
par l'ouverture trachéale. Le Dr Reichel proposa de se servir du
galvano-cautère qui fut en effet le seul instrument dont je fis usage
Je fis faire un cautère de platine, qui put être vissé sur un manche
en bois, de façon que l'instrument entier était tenu comme un
scalpel. Je rendis la pointe de platine aussi aiguë que possible.
Pour produire la chaleur galvanique je me servis de deux éléments
de pile de Middeldorpf (zinc et charbon).

Le 11 juin 1872, à 10 heures du matin, l'opération fut faite avec
l'assistance de MM. Reichel et Schlesinger dans la demeure du
malade. Celui-ci fut soumis à l'action du chloroforme, mais
comme le malade manqua mourir dès le début et que sa respiration s'arrêta, l'opération fut pratiquée sans anesthésie.

Le malade fut placé sur un sopha, la tête inclinée en arrière ;
je chauffai le couteau pas tout à fait au rouge blanc et je le con-
duisis comme un scalpel sur le milieu du cou en descendant à
partir du cartilage thyroïde. Malheureusement j'avais négligé de
marquer avec de l'encre la ligne médiane, si bien que la peau
s'étant quelque peu déplacée, l'incision fut légèrement déviée sur
le côté gauche. Je tenais cependant le doigt indicateur sur le
bouton que porte le manche afin de pouvoir à mon gré interrompre ou fermer le courant. Le couteau entrait dans les tissus
comme dans du beurre (je ne puis trouver aucune autre comparaison), et je ne fus pas peu frappé de pouvoir exécuter l'opération, pour ainsi dire comme sur le cadavre car presque jusqu'à
la fin il n'y eut pas d'hémorrhagie. Une seule fois un petit vaisseau situé vers l'angle supérieur de la plaie donna un jet qui fut
arrêté par la cautérisation.

L'opération était arrivée à son terme sans hémorrhagie et la
trachée se trouvait découverte, lorsque vers l'angle inférieur de la
plaie, au point où l'incision déviait vers la gauche, il se fit une
hémorrhagie par une grosse veine, un simple tamponnement avec
une éponge humide l'eut bientôt repoussée. Cela fait, je procédai
à l'ouverture du larynx et de la trachée, toujours avec le couteau
rougi.

J'incisai d'abord, par prudence, le ligament crico-thyroïdien
de haut en bas, et je laissai l'air pénétrer lentement dans les voies
aériennes, puis je continuai l'incision par en bas, à travers le cartilage cricoïde et le premier anneau de la trachée. Le couteau traversa le cartilage aussi facilement que les parties molles. Lorsque
l'ouverture eut été agrandie la canule fut introduite rapidement.
Le malade fut reporté dans son lit, il se produisit alors par
l'ouverture de la veine, qui avait été divisée vers l'angle inférieur de la plaie, une hémorrhagie qu'on arrêta sans difficulté.

A la suite de cette relation, Voltolini fait quelques réflexions que nous approuvons pour notre part absolument.

Il remarque que le galvano-cautère a réduit l'écoulement
sanguin au minimum, et que quant à la douleur, le malade
interrogé plusieurs fois répondit qu'il n'avait rien senti.

Mais chose assez curieuse, pendant l'opération le Dr Reichet avait placé des crochets mousses pour écarter les lèvres de la plaie, et c'est à ce moment que le patient accusa une sensation de brûlure. Nous ajouterons que si une veine donna du sang dans l'angle inférieur de la plaie c'est que le couteau galvanique était trop tranchant, comme on peut s'en convaincre en remarquant que le chirurgien de Berlin avait aiguisé son fil de platine avec la lime et la pierre à aiguiser.

Obs. 4. — Tétanos. Trachéotomie. Mort (résumée).

Cette observation qui fut communiquée par M. Verneuil à la Société de chirurgie a trait à un jeune homme atteint de lésions pulmonaires graves. Un tétanos s'était déclaré depuis 24 heures et la dyspnée était si considérable qu'on fait la trachéotomie au galvano-cautère à 10 heures du soir à l'hôpital Lariboisière. Il ne s'écoule pas une seule goutte de sang. Aussitôt le mieux se montre au point que le lendemain matin le trismus et le renversement de la tête en arrière, ont à peu près diparu. Cependant la malade meurt trente heures environ après l'opération mais de ses lésions pulmonaires. A l'autopsie on constate que les deux tiers des deux poumons au moins étaient pris. L'ouverture de la trachée portait sur les deux premiers anneaux, mais la section n'était pas absolument médiane, elle était située un peu à droite.

A ce propos, M Verneuil insista sur les précautions à prendre pour éviter cette petite faute. Nous reviendrons sur ce point plus loin.

Obs. 5. — OEdème de la glotte. Trachéotomie. Mort. (Bourdon.)

Le 27 septembre à 10 heures du matin, M. Verneuil est appelé en consultation par M. le Dr de Beauvais auprès d'un malade atteint d'œdème de la glotte depuis la veille au soir. L'histoire de de la maladie est assez obscure, on soupçonne l'existence d'un abcès retro-œsophagien peut-être ouvert dans la trachée, mais ce

qui est certain, c'est que l'hématose est entravée par un obstacle
au passage de l'air dans l'orifice glottique. La respiration est fréquente, très-laborieuse, sifflante ; on décide la trachéotomie qui
est pratiquée par M. Verneuil en présence des Drs de Beauvais,
Hemet, Gerin-Rose, Bourdon.

La menace d'asphyxie est telle que le malade est opéré, le cou
à peine étendu. Cette attitude augmente certainement les difficultés de l'opération, mais elle prévient une aggravation dans la
dyspnée, que causerait le renversement de la tête en arrière
plus complet. Le chirurgien de Lariboisière incise lentement
la peau avec le couteau galvanique chauffé à la température
convenable, puis il continue à diviser les parties molles jusqu'à la
trachée. La section de la peau est faite sans qu'il s'écoule une
goutte de sang et sans provoquer de vives douleurs, bien que le
malade soit en pleine connaissance, mais la division du corps thyroïde et des tissus antétrachéaux produit une petite hémorrhagie
en nappe et un jet artériel d'un petit volume qu'on arrête par la
ligature. M. Verneuil se met en devoir d'ouvrir la trachée, mais
celle-ci résiste et le sang qui se trouve au fond de la plaie éteint
le cautère ; il prend un bistouri pour inciser de haut en bas les
deux premiers anneaux ; on constate alors qu'ils sont ossifiés et
opposent au tranchant une résistance considérable. La trachée
ouverte, la canule est introduite facilement et l'hémorrhagie est
arrêtée par quelques compresses d'eau froide. Le malade avait
perdu environ un verre à Bordeaux de sang.

Malgré l'amélioration apparente qui suivit l'opération, le malade mourût dans la soirée.

On remarquera qu'ici l'opération ne s'est pas faite à
blanc, comme dans plusieurs des observations qui pré-
cèdent, mais aussi l'instrument fut arrêté pendant au
moins deux minutes par les cartilages ossifiés, et c'est pendant ce temps que l'hémorrhagie en nappe se fit. C'est un
cas qu'il faut avoir présent à l'esprit, et par conséquent on
doit avoir sous la main avant l'opération un bon bistouri
droit ou boutonné.

Obs. 6. — Tétanos traumatique. Trachéotomie ou galvano-cautère. Mort. (Bourdon.)

Eug. Drain, 30 ans, entre le 3 octobre 1872, salle Saint-Augustin, n° 18.

Cet homme a été renversé par une voiture qui lui a fracturé l'olécrâne et fait une large plaie à la partie postéro-interne de l'articulation du coude gauche. Mais il a été mal soigné, car il se présente enveloppé de chiffons grossiers et sales qui n'ont rien de commun avec un pansement sérieux.

Le lendemain un peu de raideur des muscles de la nuque, les dents ne se desserrent qu'avec peine, la parole est difficile et fatigante. Le tétanos augmente dans la journée malgré l'emploi du chloral. Bientôt se déclare une crise telle que la religieuse de service croit le malade mort. M. Bourdon constate qu'il n'en est rien encore, bientôt la crise s'apaise, la respiration se rétablit un peu, et M. Bourdon en profite pour tenter une dernière chance de salut par la trachéotomie.

Dans la crainte de provoquer une crise en renversant la tête en arrière, on fait l'opération dans la position qu'occupe le malade, c'est-à-dire dans le décubitus dorsal, le cou à peine étendu. L'incision de la peau et des parties molles se fait sans une goutte de sang, on arrive sur la trachée par une plaie assez profonde vu l'extension imparfaite du cou, et le peu d'espace qui sépare le cartilage cricoïde de la fourchette sternale, l'incision est pour ainsi dire derrière le sternum, cependant les anneaux sont visibles. La trachée fut incisée sans qu'il se passât rien de particulier et on plaça la canule, la pile fut retirée de l'auge, et alors voulant placer une canule plus grande, l'opérateur agrandit un peu la plaie avec un bistouri.

Il ne s'écoula pas une seule goutte de sang pendant toute l'opération. Dans l'heure qui suivit l'opération le malade respira plus librement, et accusa par un geste un grand bien-être.

Bientôt de nouvelles crises de tétanos survinrent et le malade fut emporté dans la soirée.

Obs. 7. — Croup chez un enfant de 3 ans 9 mois. Trachéotomie. Mort.
(Mémoire de M. Bourdon.)

Emile Hy, âgé de 3 ans et 9 mois, est apporté à Lariboisière, le 5 octobre, à 10 heures du matin. Cet enfant qui paraît robuste a été pris, hier matin, de toux et d'oppression. Sa mère l'a cru simplement enrhumé. La nuit la dyspnée a augmenté, et le lendemain matin l'enfant offre tous les symptômes du croup. Il respire avec peine, la voix est voilée, mais il n'est pas encore cyanosé. M. Millard, si compétent et si expérimenté en fait de trachéotomie croit cette opération nécessaire et on la pratique devant lui avec le galvano-cautère.

M. Verneuil appelé fait sur la ligne médiane, à partir du bord inférieur du cartilage cricoïde, une incision cutanée de 3 centimètres et arrive sur la trachée après avoir passé deux ou trois fois seulement, le couteau galvanique dans le sillon qu'il a tracé.

Il divise une partie du corps thyroïde dont les deux lobes s'écartent pour laisser voir nettement au fond de la plaie les premiers anneaux cartilagineux, ceux-ci sont alors incisés de haut en bas et un léger sifflement annonce l'ouverture du conduit aérien. Pendant l'opération, il ne s'écoule pas une goutte de sang. Au moment de l'introduction de la canule, qui est placée rapidement, il sort par l'angle inférieur de la plaie quelques mucosités sanguinolentes ; sans doute, la pince dilatatrice, en écartant les lèvres de l'incision aura produit ce suintement sanguin tout à fait insignifiant.

Une fausse membrane tubulée, longue de 5 à 6 centimètres, est aussitôt expulsée par la canule à la suite d'un court accès de toux. Le malade paraît soulagé et la respiration est parfaitement libre.

L'opération n'a pas duré plus de deux ou trois minutes et n'a présenté aucune difficulté, malgré les mouvements de l'enfant, que les aides ne sont pas parvenus à bien immobiliser.

Quelques jours après, malgré tous les soins dont il fut entouré, le malade a succombé.

On ne peut s'empêcher de remarquer la facilité avec laquelle cette opération se fit, l'absence totale de sang. Que si l'enfant est mort des suites de sa maladie, notre opération n'a pas la prétention de guérir la diphthérie. C'est à un traitement interne que revient cette tâche, et l'ouverture de la trachée n'est qu'un moyen de prolonger la vie de l'enfant de façon à permettre à la maladie d'évoluer jusqu'à la guérison et aux médicaments d'agir. Nous croyons que le moyen ou plutôt le procédé nouveau est bien plus commode, plus simple, moins tragique, moins dangereux que tous les autres.

On lui a reproché de causer des hémorrhagies secondaires. Ici il faut distinguer. Il y a des sujets qui sont prédisposés par leur constitution ou une diathèse acquise à ces accidents. Il y a eu sur ce sujet de belles thèses publiées depuis quelques années, donc on ne doit pas accuser exclusivement le thermo-cautère de cet accident. Et du reste M. Sanné, dans sa thèse de 1860, a relevé 19 cas d'hémorrhagies secondaires graves chez des enfants sur 600 opérations faites au bistouri.

Obs. 8. — Trachéotomie avec le galvano-cautère pratiquée par M. Tillaux. (Bulletin de la Société de chirurgie en 1874).

E... (Gustave), âgé de 59 ans, souffrait depuis quelque temps d'accès de suffocation si intenses qu'il avait plusieurs fois failli étouffer ; c'est pour cela qu'il entra dans notre service à l'hôpital Lariboisière. Nous reconnûmes que ses accès étaient dus à l'existence d'une tumeur épithéliale occupant la base de la langue, accessible seulement au doigt et partant inopérable.

Nous proposâmes à ce malheureux comme moyen palliatif, la trachéotomie, qu'il accepta avec empressement.

Cette opération fut pratiquée, le 14 janvier 1874, avec l'aide de M. Mathieu, fils, qui voulut bien mettre à ma disposition son appareil.

Quoique le malade fût très-amaigri, la trachée était néanmoins profondément située, vu la forme en carène du thorax.

Je fis usage non du couteau galvanique ordinaire, mais d'un

fil de platine d'un millimètre de diamètre environ, recourbé en anse, suivant en cela le conseil donné par notre collègue, M. Verneuil. Les incisions furent pratiquées avec l'extrémité mousse de cette anse.

Ces incisions portèrent sur le lieu classique, c'est-à-dire immédiatement au-dessous du cartilage cricoïde.

Nous fîmes en sorte que l'anse de platine restât rouge sombre, durant tout le cours de l'opération. Les incisions furent successivement pratiquées de haut en bas, jusqu'à ce que nous fussions arrivés à une certaine profondeur.

Nous employons à dessein ce terme vague, car nous éprouvâmes une certaine difficulté à nous orienter chemin faisant. S'il est, en effet, possible de savoir avec le bistouri où l'on se trouve exactement, il n'en est plus de même dans les opérations au galvano-cautère : les interstices celluleux, la graisse, les muscles même prennent une teinte uniforme et tous les points de ralliement disparaissent.

Il résulte à mon avis que si le galvano-cautère est un bon moyen de diérèse quand il s'agit de couper droit devant soi, il ne saurait convenir aux opérations qui exigent des points de repaire, comme les ligatures d'artères, par exemple.

Je dus donc explorer plusieurs fois la plaie des yeux, du doigt et même avec le stylet, pour reconnaître les anneaux de la trachée.

Celle-ci, étant enfin découverte dans une longueur égale à celle de la plaie cutanée, fut largement incisée à partir de l'anneau. Je fus surpris de ne pas entendre, à ce moment le bruit caractéristique qui prévient le chirurgien de l'ouverture de la trachée, et je craignis de m'être trompé, mais la vue et le toucher ne me laissèrent pas de doute. La canule fut alors introduite très-aisément.

Imaginez une opération de trachéotomie faite sur un cadavre, et vous aurez rigoureusement le tableau de ce qui se passa dans le cas actuel, c'est vous dire qu'il n'y eut pas trace de sang. Il est vrai que le malade, homme courageux, ne bougea pas, mais le rhythme des mouvements respiratoires ne varia pas un instant.

Je crois dès lors pouvoir affirmer que le bruit qui se produit au moment de l'ouverture de la trachée est dû à la chute du sang dans ce conduit.

C'est un phénomène analogue à ce qui se passe quand, suivant l'expression vulgaire, on avale de travers.

Le sang détermine une série de violentes expirations de nature réflexe destinée à chasser le corps étranger.

Mon ami le Dʳ Mitivar, assistant à l'opération, me fit part d'une observation curieuse. Quoiqu'il n'eût entendu aucun bruit lui révélant l'ouverture de la trachée, il supposa cependant que ce dernier résultat était obtenu en voyant de la fumée sortir par la bouche et le nez du malade.

Le désiratum exprimé par M. Verneuil a donc été rempli complètement puisque pas un globule de sang n'est sorti des vaisseaux durant le cours de cette opération ; je répète que les incisions furent pratiquées lentement, avec la convexité d'une anse de platine, chauffée au rouge sombre, ne coupant qu'à la suite d'une certaine pression destinée à coller préalablement l'une à l'autre les parois vasculaires, condition indispensable à la production de l'hémostase signalée, par notre collègue Bœckel.

L'opération dura 7 minutes.

Les suites immédiates furent heureuses, mais il survint des complications à partir du troisième jour.

Une eschare assez profonde avait été produite par le cautère et le rayonnement de la chaleur avait produit au devant du sternum une rougeur intense.

Le travail de l'élimination des eschares détermina la chute dans la trachée, le long de la canule, de quelques gouttes de sang, et de pus ; surviennent alors les quintes de toux incessantes.

Le 20, c'est-à-dire le sixième jour de l'opération, le malade éprouva, vers 4 heures de l'après-midi, un véritable accès de suffocation, et la plaie s'étendait toujours. Mais tout se calma peu à peu ; les quintes de toux furent moins fréquentes et cessèrent bientôt tout à fait. La plaie se rétrécit et le malade ne tarda pas à jouir d'un calme complet.

De ce fait je ne veux actuellement tirer qu'une conclusion, n'ayant pas de conviction suffisante pour tenter le moindre parrallèle entre les différentes méthodes opératoires : La trachéotomie peut être pratiquée chez l'adulte avec le couteau galvanocaustique sans écoulement de sang. C'est donc un cas à ajouter à ceux qu'il a signalés à notre collègue M. Verneuil.

Obs. 9. — **Trachéotomie au moyen du bistouri chauffé au rouge, par
M. de Saint-Germain.**

Le 2 janvier 1874, un jeune garçon de 3 ans se fait admettre
à l'hôpital pour un double pied-bot varus équin. Cet enfant,
d'une constitution moyenne, ne présentait, comme antécédents,
rien de particulier. Pendant le traitement de son infirmité, qui
devait se faire en plusieurs séances, l'enfant eut la rougeole.
Cette affection fut suivie d'une bronchite très-intense. Il était à
peu près remis et on se disposait à terminer le traitement de ses
pieds-bots par la section du tendon d'Achille, quand le petit malade présenta les signes non équivoques d'une angine diphthéri-
tique. Des plaques grisâtres pseudo-membraneuses se montrèrent
d'abord sur l'amygdale droite, puis sur l'amygdale gauche, et
enfin le 23 février au soir la voix se perdit presque complètement.
La toux devint manifestement croupale. Le 24 au matin, je constatai un tirage très-accentué, mais point de cyanose, et je pensai
que l'intervention chirurgicale serait indiquée dans la journée.
Le traitement ordinaire avait, bien entendu, été employé dès le
début.

Je revins voir l'enfant à quatre heures du soir. Le tirage était
beaucoup plus considérable, les dépressions sus-claviculaires et
sous-costales bien plus accentuées à chaque inspiration ; les lèvres
étaient légèrement cyanosées ; toute temporisation devenait dangereuse. Je pratiquai séance tenante la trachéotomie, assisté de
MM. Dulac et Hirtz, mes deux internes, et de plusieurs de leurs
collègues de l'hôpital des Enfants. Voici comment je procédai.

L'enfant fut placé sur une table recouverte d'un petit matelas,
les épaules appuyées sur une sorte de traversin que, sur les conseils de mon collègue, M. le Dr Archambault, j'avais construit à
l'aide d'un oreiller ordinaire fortement ficelé sur une bouteille
vide placée à son centre. Les bras et les jambes solidement main-
tenus, un aide renversa fortement la tête du patient en arrière,
de manière à faire saillir le plus possible le larynx. Je me plaçai
à la droite du malade, et après avoir, aussi exactement que possible, déterminé le point correspondant à la membrane crico-thyroïdienne, je saisis fortement le larynx de l'enfant entre le pouce
et le médius, et je l'appuyai fortement contre les parties pro-

Choukry.   4

fondes. Cette manœuvre a pour avantages d'isoler absolument le larynx, de l'immobiliser complètement, et de tendre la peau qui le recouvre. Disons en passant que cette immobilisation du larynx pendant un temps relativement fort long n'a point les inconvénients qu'on lui a attribués. Le larynx une fois fixé, je saisis le petit bistouri boutonné, ou plutôt mousse, qui se trouve dans toutes les boîtes à trachéotomie, porté au rouge cerise à l'aide de la flamme d'une lampe d'émailleur et je l'enfonçai lentement, perpendiculairement et le tranchant en bas, au point que j'avais déterminé, c'est-à-dire immédiatement au-dessous du cartilage thyroïde. La pénétration fut très-facile, et une sensation très-nette de résistance vaincue m'apprit que j'avais traversé la membrane crico-thyroïdienne. Aussitôt, sans faire sortir mon bistouri, je divisais, à l'aide de son tranchant, le cartilage cricoïde et un anneau de la trachée, puis je retirai ma lame. Nous pûmes alors constater l'existence d'une plaie parfaitement nette, ne donnant point de sang et présentant dans sa partie la plus profonde un sillon noir qui n'était autre chose que la plaie laryngo-trachéale. Notons que le bruit caractéristique de l'entrée de l'air ne s'était pas fait entendre. Le dilatateur à deux branches fut aussitôt introduit, et le sifflement se manifesta. L'enfant respirait facilement; nous prîmes notre temps pour l'introduction de la canule, qui se fit avec la plus grande facilité. Ici un incident se présenta : la canule, quoique bien dans la trachée, ne fonctionnait pas ; nous la retirâmes, et aussitôt une énorme fausse membrane qui bouchait l'orifice intérieur fut expulsée. Nous réintroduisîmes la canule et la fixâmes par les procédés ordinaires. (Dans cette série de manœuvres, l'enfant a perdu en tout la valeur d'une demi-cuillerée à café de sang). L'enfant est reporté dans son lit, entouré de boules d'eau chaude et surveillé avec le plus grand soin.

Le 25 au matin, je le trouve dans un état très-satisfaisant. Pas de fièvre. Il a mangé avec appétit. Quelques fausses membranes ont été expulsées.

Le 26, même état. Je remarque cependant que la sécrétion par la canule est très-abondante et très-diffluente. La fièvre est nulle, l'appétit satisfaisant.

Le 27. Je retire la canule et l'enfant peut rester livré à lui-même durant cinq minutes environ. Nous profitons de ce moment pour examiner la plaie. Elle ressemble en tout point aux plaies de trachéotomie faites par les procédés ordinaires.

Malheureusement la diphthérie continue; les bords sont grisâtres et un œdème assez considérable règne tout autour de l'orifice. La canule est replacée.

Le 28. Je trouve l'enfant plus mal. La nuit a été agitée. Les inspirations sont devenues beaucoup plus fréquentes. Le pouls s'est notablement accéléré. La sécrétion bronchique est considérable. Je retire la canule. La plaie est toujours grise, mais l'œdème a diminué.

Pensant que le calibre (double zéro) de la canule est un peu faible pour donner issue à tant de mucosités, j'introduisis la canule (zéro), et comme l'on constate, à l'auscultation des deux côtés de la poitrine, des signes de bronchite et de congestion pulmonaire, je fais appliquer un vésicatoire. L'appétit de l'enfant est à peu près nul.

La journée du 28 est mauvaise. L'agitation augmente; les inspirations deviennent extrêmement fréquentes. L'enfant succombe à sept heures du soir.

L'autopsie faite avec le plus grand soin, le 2 mars le matin, nous permit de constater une congestion pulmonaire considérable avec emphysème. Une quantité considérable de fausses membranes obstruaient la trachée et lui contituaient, comme il est encore facile de le constater sur la pièce, une sorte de gaîne. Quant à la pièce elle-même, je l'ai détachée avec précaution et en totalité, afin de la présenter dans toute son intégrité à la Société. Il est facile de constater sur la pièce, maintenant fendue par sa partie postérieure, que le larynx pas plus que la trachée n'ont été intéressés en aucun point par mon bistouri rougi, en dehors de la plaie pratiquée par lui, et que cette plaie ne diffère point par ses caractères d'une plaie de trachéotomie ordinaire, si ce n'est par cette particularité que ses deux lèvres parfaitement continues avec elle-mêmes s'étendent sans la moindre interruption de la peau à la surface interne de la trachée.

Nous ajouterons à la suite de cette observation qui est certainement des plus intéressantes, que ce procédé a pour nous l'inconvénient de se faire en réalité en un seul temps, qu'il faut une habileté grande pour **pénétrer** ainsi d'un coup dans la trachée et ne pas toucher la paroi posté-rieure, et que la méthode de notre maitre M. Verneuil nous parait beaucoup plus sûre.

Obs. 10. (Krishaber). — Trachéotomie par le galvano-cautère. Végéta-tions du larynx. (Mémoire de la Société de chirurgie, 1874.

Un individu âgé de 45 ans, cultivateur des environs de Char-tres, m'est adressé par le D' Martineau. Il présentait des troubles respiratoires très-considérables. J'ai constaté au laryngoscope des végétations multiples, ayant l'aspect de bourgeons charnus et remplissant presque la totalité de la partie supérieure de la trachée et de la portion sous-glottique du larynx. Je fis la tra-chéotomie de la façon suivante : le couteau fut porté au rouge sombre. J'ai opéré très-lentement, brûlant les tissus couche par couche comme le conseille M. Verneuil La perte de sang a été nulle jusqu'au moment où j'ai divisé une artériole. Celle-ci ne fut pas liée, touchée par la surface plate du couteau elle cessa de donner du sang; les anneaux de la trachée purent être divisés par le tranchant du même couteau chauffé alors à blanc et je pus introduire la canule et achever l'opération sans encombre. Immé-diatement après l'opération tout se passa à merveille. La respi-ration se faisait largement par une canule du plus gros calibre. La plaie ayant une surface d'apparence carbonisée, je ne pré-voyais aucun accident et je quittai le malade. J'appris le lende-main qu'un interne de la Charité avait été appelé quelques heures après mon départ, une abondante hémorrhagie étant survenue subitement. On ne fit cependant point de ligature, l'hémorrhagie s'étant arrêtée presque spontanément. Dans la suite, les choses se passèrent normalement, aucun accident ne survint, et la plaie prit l'aspect des plaies faites au bistouri.

Obs. 11. — Trachéotomie au moyen du galvano-cautère, par M. Krisha-ber, — (Annales des maladies de l'oreille, 1876), guérison.

M. X..., âgé de 63 ans, atteint de troubles respiratoires et pho-nétiques, me fut adressé par M. le D' Fieuzal. Je reconnus au laryngoscope une tumeur intra-laryngée. Après diverses tenta-

tives de destruction locale, par les voies naturelles, restées in-
fructueuses, je décide d'enlever la tumeur également par les voies
naturelles, mais au moyen du galvano-cautère.

Depuis quelques jours, les difficultés respiratoires étaient arrivées à un point extrême. Plusieurs fois des accès de suffocation
s'étaient produits et le danger d'asphyxie était devenu imminent.
Je m'étais proposé, dans le cas où la destruction de la tumeur ne
réussirait pas dès la première séance, de pratiquer la trachéotomie.

Je m'assurai le concours de M. Fieuzal et de M. Isambert.
Nous examinâmes le malade au laryngoscope avec le puissant
éclairage de Drummond. Nous vîmes distinctement une partie de
la tumeur flotter dans la cavité du larynx, tandis que la majeure
partie était adhérente aux parois de l'organe.

La trachée n'était pas visible.

J'ai porté le couteau galvano-caustique sur la tumeur ; mais à
peine l'eut-il touchée, qu'il survint un accès d'asphyxie dans le
genre de ceux qui s'étaient produits dans les derniers jours. Nous
attendîmes quelques instants, dans l'espoir que les accidents di-
minueraient ; mais notre attente fut déçue ; la mort par asphyxie
était absolument imminente. D'un commun accord nous déci-
dâmes alors la trachéotomie pour laquelle tout avait été préparé.

Le malade est de petite taille, trapu, ayant le cou excessive-
ment court ; ajoutez qu'il respirait difficilement depuis fort longtemps et qu'il devait y avoir un développement considérable du
réseau vasculaire du cou. Il était présumable en outre que la trachée était rétrécie et peut-être ossifiée. Dans ces circonstances, le
galvano-cautère trouvait particulièrement son application : il devait servir à la fois d'hémostatique et de moyen de destruction
d'une végétation intra-trachéale présumée.

A ce dernier point de vue, l'instrument ne dut pas me servir, et
quant à l'hémorrhagie, elle ne fut point arrêtée par le galvano-
cautère, quoique j'aie fait chauffer l'instrument seulement au
rouge sombre et que j'aie opéré avec toute la lenteur que pouvait
comporter l'état menaçant de mon patient, il survint une hémorrhagie artérielle que je ne pus arrêter avec la brûlure. Bien plus,
la ligature elle-même devint difficile dans les tissus carbonisés.
Je dus saisir en masse les parties molles environnant l'artère avec
une pince à ligature que je laissai en place et continuai l'opéra-

lion. Mais j'avais perdu beaucoup de temps et le malade allait mourir ; aussi sans hésiter je divisai la trachée d'un coup de bistouri et j'introduisis la canule.

Celle-ci, une fois en place, la respiration s'établit largement, et dès le lendemain le malade quitta le lit. Le bénéfice ne fut pas de longue durée. La tumeur était de nature cancéreuse. L'autopsie, accordée sur ma demande, me permit de reconnaître que tout traitement devait être fatalement infructueux, et mon examen à l'œil nu fut confirmé ensuite par l'étude histologique faite par M. Cornil.

Ces deux observations furent suivies de quelques observations, par lesquelles M. Krishaber croyait pouvoir conclure que le galvano-cautère ne présentait pas grand avantage sur la méthode ordinaire. Dans l'observation n° X, en effet, si la perle du sang durant l'opération fut nulle, et si on put oblitérer une artériole ouverte, en revanche, il y eut hémorrhagie secondaire.

Dans l'observation n° XI, une artériole donna une hémorrhagie que le cautère ne put arrêter, et la ligature fut même rendue difficile par le peu de résistance que présentaient au fil les tissus carbonisés.

Pour confirmer ses conclusions, M. Krishaber invoque l'observation de Voltolini que nous relatons au n° II. Or, il faut remarquer que l'opération se fit presque à blanc jusqu'au moment où la trachée était à nu, et que ce n'est qu'à ce moment qu'une grosse veine située à la partie inférieure de l'incision fut coupée et donna lieu à une perte de sang facilement arrêtée avec une éponge, puis l'opération fut achevée sans autre incident.

Puis, M. Krishaber dit lui-même à l'observation n° XI que vu l'état asphyxique du malade, il alla avec toute la lenteur possible, ce qui ne prouve pas qu'il ne se hâta pas un peu. Mais de plus nous n'avons pas les dimensions du couteau, ce qui est important comme nous le verrons plus loin.

M. l'abbé X.... instituteur, âgé de 24 ans, m'est adressé par M. Noël Gueneau de Mussy. Je constate dans la cavité du larynx une immense végétation flottante, dont la description sera faite ailleurs, et qui ne nous intéresse ici qu'au point de vue de la trachéotomie qu'elle a nécessitée.

Je fis quelques tentatives d'extraction par les voies naturelles, mais le malade fut pris d'accès de suffocation en raison du siége de la tumeur et de son volume considérable, et je me décidai à faire la trachéotomie.

L'abbé X.., est d'une taille très-élevée et d'un embonpoint très-prononcé. Le cou est gros, charnu, extrêmement épais et la trachée ne peut guère être sentie au toucher à travers les couches des tissus mous. Ces dispositions éminemment défavorables auxquelles ajoutait encore l'hypertrophie du thyroïde reconnue pendant l'opération, étaient particulièrement faites pour juger de l'action hémostatique du galvano-cautère. Eh bien, je dois reconnaître qu'elle a été trés-réelle et très-satisfaisante, assisté de MM. les Drs de Saint-Germain et Planches.

J'ai divisé les tissus lentement au moyen du plus épais couteau galvanique de Mathieu et je suis arrivé jusque sur la trachée qui se trouvait à une profondeur tout à fait exceptionnelle, sans faire une seule ligature, et sans qu'il y eût pour ainsi dire, perte du sang. C'est à peine si, vers la fin de l'opération, les lèvres de la plaie s'humectèrent un peu. L'opération s'est faite complétement à sec, jusqu'au moment de l'ouverture de la trachée, ouverture faite au bistouri et qui donne lieu à une légère extravasation s'arrêtant d'elle-même.

Il n'y eut point d'hémorrhagie secondaire.

Il est incontestable que dans ce cas, mieux fait selon moi qu'aucun autre publié jusqu'à ce jour pour apprécier l'action hémostatique du galvano-cautère, cet instrument a donné tout ce qu'on pouvait attendre de lui. J'ai été obligé d'ouvrir la trachée par le bistouri, mon couteau galvanique s'étant trouvé trop court pour me permettre de pénétrer au fond de la plaie, qui était d'une profondeur vraiment invraisemblable. Du reste, voici ce qui arriva. J'avais apporté avec moi la canule la plus grosse de la collection Mathieu, et je doute que jamais canule pareille ait été employée dans la trachéotomie sur l'homme. Or, il s'est trouvé qu'elle était encore trop courte et que, pénétrant dans la trachée d'un ou de deux millimètres à peine, elle ressortait au moindre mouvement du malade, ce qui constituait un inconvénient fort grave. Quant au dilatateur, il n'arrivait même pas jusque sur la trachée.

Je me contentai alors, afin d'assurer la béance de la plaie, d'y maintenir la canule pendant deux jours, temps qui me fut demandé pour la fabrication d'une canule et d'un dilatateur *ad hoc*. Malheureusement le dilatateur n'ayant pu être livré le même jour que la canule, je fus obligé de placer celle-ci sans dilatation préalable de la trachée, ce qui dans cette circonstance fut vraiment difficile. J'en appelle au souvenir de M. de Saint-Germain, qui a bien voulu me prêter son secours. Le cou s'étant gonflé à la suite de la brûlure étendue, comme cela arrive d'ailleurs toujours après la trachéotomie au couteau galvano-thermique, la trachée s'était trouvée à une telle profondeur que nous ne pûmes ni la voir, ni la sentir au doigt. Après un grand nombre d'essais infructueux, nous eûmes l'idée de prolonger dans la plaie une sonde œsophagienre, qui, en effet, pénétra dans la trachée et sur laquelle nous pûmes glisser la canule, celle-ci fut aussi définitivement placée.

La communication est accompagnée du dessin en grandeur naturelle de la canule que l'on dût employer ; et elle mesure un arc du cercle de 60 degrés environ dont le rayon aurait 12 centimètres de rayon.

Le malade, dès lors, respirait amplement et la cicatrisation de la plaie fut obtenue sans encombre. L'abbé X.., qui est d'une santé générale très-robuste, guérit rapidement et quitta Paris, désirant remettre à une époque ultérieure l'extraction de la tumeur du larynx.

Je l'ai revu souvent depuis : il jouit d'une excellente santé, mais le bénéfice de la canule à soupape, qu'il porte toujours, lui paraît tel, qu'il hésite à se soumettre à une opération nouvelle.

Je l'avais décidé cependant à subir des tentatives d'extractions:

mais à peine quelques fragments de la tumeur ramenés, le malade se déclare satisfait et préfère remettre la suite à un prochain terme, dont il recule d'ailleurs volontiers l'échéance. La canule étant du reste munie d'un clapet.

M. l'abbé X.., parle assez distinctement pour se faire entendre de ses trente élèves.

C'est à dessin et afin de ne pas compliquer le principal côté de la question, l'hémostase, que j'ai omis de signaler dans le récit de cette opération une circonstance qui est cependant digne d'être notée, et qui, soit dit en passant, doit être inscrite au passif du galvano-cautère.

Chez mon malade, en raison d'une couche épaisse du tissu adipeux, la brûlure eut pour conséquence la fonte du tissu adipeux, qui s'échappait, en bouillonnant, hors de la plaie et se répandait en fusées, sur le cou, produisant des brûlures du premier degré, qui étaient extrêmement douloureuses tout en étant sans gravité. Cette particularité imprévue ne contribuait pas pour une faible part à rendre l'opération douloureuse ; car vingt fois le malade se leva brusquement sur son séant écartant violemment son entourage, décidé à ne pas laisser ach.ver l'opération. Sa vigueur herculéenne eût rendu illusoire toute tentative de contention forcée, et nous dûmes subir des interruptions fort longues.

Je n'ai jamais pratiqué l'anesthésie dans la trachéotomie, mais en pareille circonstance, je n'hésiterai pas à y soumettre le patient. Il y a eu, vous le voyez, cher maître, bien de l'imprévu dans cette opération ; mais en la dégageant de ce qui ne relève pas du principal objet de cette communication. Il est impossible de méconnaître que le galvano-cautère, dans un cas exceptionnellement difficile ait rendu le service très-grand d'avoir épargné le sang, dont l'abondance, par le procédé ordinaire, certaine pour moi, eût été une gêne considérable et peut-être un véritable danger.

Obs. 13. — Trachéotomie au moyen du galvano-cantère,
par M. Krishaber. — (Annales des maladies de l'oreille, 1876).

J'ai été appelé à la Loupe par M. le Dʳ Pichet, auprès d'une
dame âgée de 52 ans, atteinte de troubles respiratoires extrêmes,
à la suite de la cicatrisation d'une plaie du cou qu'elle s'était faite
environ deux mois avant que je la visse, dans un accès de lypé-
manie.

Elle avait divisé la trachée et l'œsophage, mais n'en guérit pas
moins, une sonde œsophagienne ayant été maintenue dans l'es-
tomac pendant plus de quarante jours et l'alimentation ayant pu
s'effectuer de cette façon,

La trachée abandonnée à elle-même s'était cicatrisée en se ré-
trécissant. Des difficultés respiratoires survinrent rapidement et
allèrent toujours en augmentant, elles étaient arrivées au paroxysme de l'asphyxie, lorsque j'arrivai auprès de la malade. Je pus
aisément plonger le regard au-dessous de la glotte, au moyen du
laryngoscope et constater le point rétréci. La trachéotomie devant être pratiquée, et la famille désirant qu'elle ne fût pas faite
à la Loupe, la malade fut transportée à Paris et placée chez des
sœurs de la rue Oudinot, où assisté par M. le Dʳ Planchon, j'ai fait la
trachéotomie au moyen du galvano-cautère, je crus devoir mettre
à ma malade une camisole de force, et l'attacher solidement au lit.
Cette précaution était justifiée par l'état mental de ma malade qui
ne m'inspirait guère de confiance. L'anesthésie était malheureusement chose impossible chez une personne arrivée à un degré
d'asphyxie tel, que je n'avais pas, sans une grande appréhension,
consenti à ce qu'elle vînt à Paris, le moindre mouvement paraissant devoir intercepter la respiration. L'état de la santé générale
de la malade était en outre déplorable : atteinte depuis longtemps
de diabète, insuffisamment nourrie par une sonde œsophagienne
et subissant une hématose très-incomplète depuis plusieurs semaines, il n'y avait pas lieu d'ajouter aux dangers d'une opération, ceux de l'anesthésie.

Je divisai les tissus lentement comme dans les opérations précédentes, mon couteau galvanique étant au rouge sombre. Le malade extrêmement amaigrie, j'arrivai facilement jusque sur la trachée, sans avoir produit les fusées de graisse fondue, qui, chez

M. l'abbé X... avaient causé de si vives souffrances. Il n'y eut jusque là presque pas de sang, mais arrivé sur la trachée et sous l'influence d'un accès de suffocation, un flot de sang jaillit tout d'un coup de tous les côtés de la plaie ; on eut dit que tous les vaisseaux divisés s'étaient ouverts à la fois. Mon couteau s'éteignait aussitôt complètement comme s'il avait été plongé dans un bain d'eau ; il fallut renoncer au galvano-cautère. L'asphyxie était telle, que je ne pus perdre du temps à faire des ligatures ; j'ouvris la trachée au moyen du bistouri. C'est alors que la situation devint difficile : la trachée était rétrécie dans un assez long parcours et elle était complétement déviée ; mon dilatateur put très-difficilement l'écarter et j'eus une peine extrême à forcer assez le point rétréci pour placer ma canule. Pendant ce temps le sang coulait abondamment et le danger était imminent.

Je parvins cependant à mettre la canule en place, je tamponnai ensuite la plaie en masse, et l'hémorrhagie s'arrêta.

La respiration fut établie largement, et la journée se passa dans le calme le plus complet.

La malade ne paraissait pas nullement affectée, et le lendemain de l'opération le bien-être obtenu ne se démentait point. Mais le troisième jour, il survint une fièvre intense, sans toux ni crachats ; à l'auscultation on ne constatait d'ailleurs pas la moindre complication, et cependant les forces baissaient rapidement ; la malade s'affaissait et elle mourut le quatrième jour après l'opération.

Obs. 14. — Trachéotomie au moyen du galvano-cautère,
par M. Krishaber. — (Annales des maladies de l'oreille, 1877.)

Je fus consulté par M. le Dr Richelot (père), pour M. de X..., âgé de 63 ans et demi, atteint depuis plusieurs années des troubles phonétiques, et depuis plusieurs mois des troubles respiratoires qui, dans les derniers temps, étaient devenus très-alarmants. L'examen laryngoscopique, me fit reconnaître, au niveau de la corde vocale inférieure gauche, une grosse tumeur lisse qui était évidemment la cause immédiate de l'asphyxie.

Nous n'hésitâmes pas à déclarer que, dans l'état d'oppression du malade, la trachéotomie devenait absolument nécessaire et qu'elle devait être faite le plus tôt possible. M. le Dr Cusco, appelé en consultation, partageait cet avis et l'heure de l'opération fut immédiatement fixée.

Je pratiquai la trachéotomie au galvano-cautère, assisté par MM. Cusco, Richelot père et fils, et Planchon.

Le malade étant très-maigre, je ne craignais pas de produire les souffrances, et partant, les mouvements désordonnés et brusques de défense, que j'avais déjà rencontrés antérieurement dans des opérations de cette nature.

Je divisai les tissus lentement comme j'avais fait les précédentes fois, le couteau galvano-caustique étant porté au rouge sombre. Je suis heureux de pouvoir dire que l'opération s'est terminée sans le moindre incident ; la mise en place de la canule était aussi facile que sur un cadavre, et les choses se passèrent presque de la même manière, au point de vue de la perte du sang ; la division d'une artériole et un léger suintement en nappe au niveau de la trachée ont fourni environ une demi-cuillerée de sang. Je n'ai pas fait de ligature, le couteau incandescent ayant facilement arrêté l'hémorrhagie. Une grosse canule fut mise en place, et la respiration se rétablit immédiatement très-librement.

M. Richelot fils, resté auprès du malade, constata toute la journée un bien-être considérable. Deux jours entiers après l'opération, de petites eschares se détachant de la plaie, il survint, pendant mon absence, une hémorrhagie secondaire qui, sans être précisément inquiétante, a été cependant plus abondante que l'hémorrhagie constatée pendant l'opération. L'écoulement du sang fut toutefois arrêté par M. le Dr Henriet, qui veillait le malade alors, et tout rentra dans l'ordre.

La cicatrisation de plaie se fit normalement, malgré le gonflement considérable qui était survenu dès le lendemain de l'opération et qui diminuait lentement.

Un mois environ après l'opération, la cicatrisation fut à peu près complète, le malade quitta le lit, mangea avec appétit et parut se rétablir.

Au bout de quinze jours, le malade prit une pleurésie qui l'enleva en quatre jours.

Obs. 15. — Trachéotomie au moyen du thermo-cautère, Paquelin, — guérison. — (Annales des maladies de l'oreille, 1876), faite par Krishaber.

M. X... se présente chez moi, de la part de MM. les Drs Deleau et Michel ; il est atteint d'aphonie et de troubles respiratoires qui s'étaient aggravés rapidement en dépit de tout traitement. Je constate la présence d'une tumeur intra-laryngée maligne et s'accroissant progressivement. La respiration devenant haletante, je conseille, avant toute opération sérieuse dans la cavité du larynx, l'ouverture de la trachée.

Le malade, paraissant comprendre la nécessité de l'opération, y consentit d'abord ; mais le jour fixé pour la pratiquer et au moment même où elle allait avoir lieu, il refusa de la subir.

M. X..., supporta son état pendant trois semaines, mais avec une peine extrême et sous le coup incessant de l'asphyxie.

L'agitation était arrivée à son paroxysme ; il survint un véritable cornage entendu à une grande distance, et dont chaque mouvement du malade augmentait l'intensité. Le sommeil était profondément troublé et les repas même provoquaient la suffocation. Dans ces circonstances-là, je fis une fois l'examen laryngoscopique, mais je me suis bien gardé ensuite de le renouveler, l'attouchement du miroir dans le pharynx ayant provoqué un accès de strangulation fort inquiétant. J'ai pu constater cependant un rétrécissement extrême de la glotte, la tumeur s'étendant en arrière et paraissant envahir les aryténoïdes en diminuant la portion de la glotte comprise entre eux. Je dirai à cette occasion que le carcinome du larynx, selon nos observations, affecte une marche différente suivant qu'il envahit la partie antérieure ou la partie postérieure de l'organe. Dans le premier cas, il évolue très-lentement, mais il en est tout autrement lorsque la paroi postérieure est envahie et qu'il tend à devenir mixte en envahissant le tube digestif.

M. X... dépérissait à vue d'œil, et, à bout de force, il réclama instamment l'opération qui, vingt jours avant, l'avait tant effrayé. Je fis la trachéotomie au moyen du thermo-cautère Paquelin, que M. Colin maintenait incandescent au degré voulu, pendant l'opération. Je fus assisté par M. le Dr de Saint-Germain et son interne M. Berdinel.

J'ai dénudé la trachée en incisant lentement les tissus, le couteau thermo-caustique étant porté au rouge sombre. La quantité de sang perdue représentait à peine 15 ou 20 grammes, à chaque vaisseau divisé l'action thermique hémostatique de l'instrument étant immédiate. J'ai ouvert la trachée au bistouri, jugeant qu'il n'y avait aucune opportunité de pénétrer dans sa cavité avec un métal rougi. Je n'ai d'ailleurs jamais vu, comme on l'avait avancé, la muqueuse de la trachée donner lieu à une perte de sang sensible ; il me paraît d'autre part y avoir quelque inconvénient à diviser la trachée par un instrument incandescent. Dans la circonstance actuelle, cette incision faite au bistouri ne fit pas apparaître une goutte de sang, et comme la plaie des tissus mous, de son côté, était au moment de l'incision de la trachée complétement à sec, l'introduction de la canule se fit sans ce cortége de toux, de respiration bruyante, et d'asphyxie apparente qui accompagne l'ouverture de la trachée lorsque le sang y pénètre.

J'ai du reste adopté d'une manière absolue (qu'il s'agisse de la méthode par le bistouri ou par les instruments thermiques) le principe qui consiste à ne jamais ouvrir la trachée avant la cessation de tout écoulement de sang dans la plaie. On a toujours le temps d'ouvrir la trachée, quelle que soit la cause qui nécessite la trachéotomie et quel que soit l'âge du patient.

Je ne crois pas qu'il existe dans la science un seul cas de mort survenu dans le temps qui se passe entre l'incision de la peau et l'incision de la trachée ; mais, par contre, les observations d'asphyxie et de mort causées par la pénétration du sang dans les voies respiratoires ne sont pas bien rares. Le danger ne fût-il du reste même pas aussi considérable, n'est-il pas d'observation journalière que ce qui donne à la trachéotomie ce caractère dramatique particulier que les meilleurs chirurgiens ne peuvent guère éviter, c'est toujours la seule et même cause, la pénétration du sang dans les voies respiratoires ? Aussi, quel que soit le degré d'asphyxie du patient, je n'ouvre jamais la trachée avant d'être bien assuré de l'arrêt complet de l'écoulement du sang. L'observation de cette règle me paraît capitale ; je n'ai pas vu se produire la moindre apparence d'accident depuis que je l'ai adoptée, et je suis bien décidé à ne m'en départir dans aucun cas. C'est ainsi que j'ai opéré chez le malade dont je relate ici l'histoire, et l'introduction de la canule fut aussi aisée que s'il avait été pratiquée sur le cadavre.

Le décubitus dorsal augmentant considérablement l'asphyxie chez M. X..., il fallut plusieurs fois lui permettre de s'asseoir pendant l'opération, ce qui en prolongea la durée qui avait été d'environ quinze minutes. Le malade se mit au lit et tout se passa normalement. Aujourd'hui, aucune hémorrhagie secondaire ne survint, le gonflement des tissus était insignifiant ; et trois semaines après, la guérison de la plaie était accomplie.

Il résulte de ce fait que le thermo-cautère Paquelin s'applique à la trachéotomie exactement comme le galvano-cautère, sur lequel il présente l'avantage d'un maniement beaucoup plus facile.

Obs. 16. — Trachéotomie avec le thermo-cautère (Krishaber, — Annales des maladies du larynx, 1877.)

M. X..., âgé de 49 ans, m'est adressé par M. le Dr Lhullier, le 9 novembre 1876. Il est atteint d'aphonie et d'un léger cornage, sa santé générale est excellente et il n'a jamais fait de maladies graves. Treize mois auparavant, s'étaient manifestés les premiers troubles de la voix, il avait remarqué une certaine difficulté de parler à haute voix, selon l'exigence de sa profession qui consiste dans la direction de travaux publics. Peu à peu la voix diminuait d'intensité et de pureté, elle finit par se perdre complètement, six mois environ à partir du début de l'affection, elle était complètement éteinte. C'est alors qu'il survint tout d'un coup de la dysphagie sans que le malade pût en déterminer la cause immédiate. La déglutition des liquides devint extrêmement difficile, et pendant un mois environ, des régurgitations incessantes, des toux spasmodiques suivies d'accès de suffocation eurent pour conséquence le rejet des liquides qui revenaient par les narines. L'accident se renouvela souvent avec la même intensité d'abord, mais s'atténua dans la suite. Après un mois, cet état s'était apaisé spontanément. Quant à la déglutition des aliments solides, elle n'avait jamais subi de graves altérations.

L'aphonie était restée complète.

Trois mois après le début des accidents, il y avait eu de la douleur dans la région thyroïdienne, et cette douleur après avoir duré six mois avait disparu. Quand je vis le malade pour la première fois, il n'existait que de l'aphonie et un certain trouble de la respiration. Au laryngoscope, on constate que les cordes vocales inférieures forment une masse végétante, la glotte est complètement fermée dans ses deux tiers antérieurs. Dans la portion postérieure, il y a une ouverture irrégulière, attendu que la corde vocale gauche se trouve plus écartée de la ligne médiane que la corde droite. Les deux sont immobiles, exulcérées à leur surface, l'arythénoïde du côté gauche forme une grosse masse végétante pyramidale à base tournée en dehors et en bas, l'arythénoïde gauche moins boursouflé recouvre par ses deux tiers supérieurs son congénère du côté opposé. Les deux présentent, comme les cordes vocales, des pertes de substance nombreuses. L'epiglotte est très-tuméfiée et exulcérée du côté gauche; dans sa totalité elle est épaisse et déformée.

Les replis ryténo-épiglottiques sont plutôt épaissis qu'œdématiés.

Il s'agit d'un carcinome, le malade est néanmoins soumis à un régime anti-syphilitique qui n'amène aucun résultat.

Au bout de deux mois l'état s'aggrave, la respiration devient de plus en plus gênée. Il faut pratiquer la trachéotomie. L'opération est faite en présence de M. de Saint-Germain avec le thermo-cautère. Tout se passe avec une simplicité remarquable. Les tissus sont divisés sans perte de sang. Arrivé sur l'isthme de la glande thyroïde, qui était visiblement hypertrophiée et qu'on voyait se gorger de sang à chaque mouvement d'aspiration, l'opérateur divisa cet organe, et il n'y eut pas non plus une seule goutte de sang.

Le troisième jour il survint un léger suintement de sang par la plaie, qui s'arrêta spontanément.

Puis le malade partit pour le midi.

Obs. 17. — Trachéotomie avec le thermo-cautère-résumée; (Krishaber, loc. cit.)

M. X... âgé de 59 ans, atteint de cancer du larynx depuis trois ans. Œdème considérable, glotte très-rétrécie, respiration insuffisante.

Amaigrissement profond , physionomie très-altérée. L'opération est faite en présence de M. de Saint-Germain et de M. Bou-
let, interne provisoire des hôpitaux, parent du malade; pas d'incident à noter qu'une petite quantité de sang. Aussi la trachée ne
fut ouverte que lorsque le suintement fut absolument arrêté. Pansement avec une solution de chloral au 200°. La cicatrisation s'obtient rapidement sans trace d'accident, .

Quatre semaines après au laryngoscope on constate une aggravation de l'état local, et le malade succombe un mois après à un
envahissement considérable du néoplasme.

OBS. 18. — Trachéotomie avec le thermo-cautère (Krishaber, loc. cit.).

Le 23 janvier 1877, je fus appelé par M. le Dr Féréol, médecin
de l'hôpital Lariboisière, auprès de M. X.. âgé de 63 ans. Je
trouve le malade dans un état d'anxiété très-grande, agité, étouf-
fant, haletant. L'examen laryngoscopique fait reconnaître des
saillies mamelonnées sur les cordes vocales et au-desssus de la
glotte. Ces végétations étaient-elles de bonne ou de mauvaise
nature ? la question importe peu. Il est 2 heures de la nuit
au moment où le malade paraît succomber à un accès de suffocation. L'opportunité de la trachéotomie est évidente. Nous décidons
de nous tenir prêts à tout événement. En attendant, sinapismes,
ventouses sèches, sirop de morphine; la journée se passe dans cet
état. Le soir la dyspnée augmente, et à 9 h. 1/2 il n'y a plus moyen
d'attendre.

L'opération est faite. La perte de sang a été assez sensible. Mais
il faut remarquer que la poire en caoutchouc était confiée à une
garde-malade dont il était difficile de modérer le zèle : le couteau
de platine était constamment d'une température très-élevée et
tranchait les tissus trop rapidement. Quatre artérioles furent divisées et donnèrent environ 60 grammes de sang. On arrêta l'hémorrhagie avec des pinces. Puis la canule mise en place le malade
respira tranquillement et la nuit se passa bien.

Le lendemain le malade a pu se lever quelques heures. A peine
un peu de fièvre.

Le sixième jour de l'opération petite hémorrhagie, venant du
bord inférieur de la plaie, mais facilement arrêtée avec l'amadou.

Le septième jour nouvelle hémorrhagie plus sérieuse (environ

Choukry.   5

100 grammes de sang), arrêtée avec l'amadou imbibé de perchlorure de fer.

Les hémorrhagies secondaires ne se renouvelèrent plus, mais il survint pendant trois jours de suite de légères épistaxis.

Le neuvième jour la convalescence s'accuse franchement, puis la cicatrisation s'achève rapidement et le malade guérit.

Obs. 19. — Laryngo-trachéotomie au moyen du thermo-cautère, Paquelin, par le Dr Alexandre Weiss, chirurgien à l'hôpital privé de Arad (Hongrie).

Le malade, nommé Demeter, âgé de 35 ans, était admis le 18 février 1877 dans notre établissement, atteint de dyspnée et d'aphonie complète depuis deux semaines, avec enrouement et douleurs du larynx. Il s'est adressé à son médecin qui l'a examiné avec le laryngoscope et lui a insufflé de la poudre d'alun dans le larynx. Ce traitement n'a pas donné d'amélioration : de sorte que l'enrouement et les douleurs augmentaient de plus en plus.

Le 17 février, la respiration est devenue difficile, et le 18 février la difficulté de la respiration est arrivée à un tel degré qu'il a cru nécessaire de réclamer notre secours. Le malade nous a affirmé qu'il n'a jamais eu la syphilis et qu'auparavant il se portait bien.

L'inspiration est sifflante, le larynx fait des mouvements convulsifs d'ascension et de descente : le thorax se meut également. La percussion ne révèle rien d'anormal. L'auscultation donne quelques bruits de souffle de nature catarrhale. La membrane muqueuse du pharynx est gonflé et hyperémié, les piliers et la paroi postérieure sont très-sensibles et le toucher provoque des accès de toux et d'opppression. Cette dernière circonstance rend impossible l'examen avec le laryngoscope, et l'on peut seulement avec une grande peine constater que l'épiglotte est un peu œdématiée, livide et luisante. La glotte est beaucoup plus rétrécie qu'à l'état ordinaire. Les cordes vocales sont gonflées et immobiles ; pas d'ulcères ; la trachée est très-douloureuse, surtout pendant la déglutition ; la dyspnée est considérable, mais cependant pas assez pour que l'on pratique immédiatement l'opération ; on ordonne au malade de prendre quelques morceaux de glace et une faible

infusion d'ipéca additionnée de quelques gouttes de tein-
ture d'opium. Le lendemain les symptômes ont un peu diminué ;
mais le troisième jour le traitement restant le même, l'état du
malade est devenu pire et le quatrième jour il se montre des symptômes bien inquiétants ; lorsque le malade voulait boire il éprou-
vait des attaques d'asphyxie très-fortes : par suite de cette aggravation, l'opération a paru indispensable ; l'on pratiqua la laryngo-
trachéotomie le 22 février à 6 h. 1τ2 du soir. Après avoir donné au
malade la position voulue, l'auteur a fait une incision avec le couteau fortement rougi du thermo-cautère ; l'incision était commencée
au bord inférieur du cartilage thyroïde, sa longueur est de 4 centimètres ; on coupa la peau de haut en bas, et repassant encore une
autre fois le couteau modérément rougi de haut en bas, à la résistance
que le couteau a rencontrée, le chirurgien a compris qu'il était sur la
trachée qui paraissait brunâtre par l'effet du rayonnement de la
chaleur thermique, cependant on a pu reconnaître très-distincte-
ment le ligament crico-thyroïde.

Ensuite il a laissé le thermo-cautère pour couper avec un bistouri pointu le ligament crico-thyroïdien, le cartilage cricoïde qui
était presque ossifié, et les deux premiers anneaux de la trachée ;
craignant la difficulté dans l'introduction de la canule à cause de
la dureté du cartilage cricoïde, il a coupé le ligament qui relie le
premier et deuxième anneau de la trachée dans le côté gauche
et puis il introduit facilement une double canule en caoutchouc.
Le malade étant assis, il a expulsé avec quintes de toux des mucosités vitrées et visqueuses, et ensuite la respiration est devenue
facile et tranquille, sans aucun bruit, et elle était rarement troublée
par la canule qui irritait la trachée dans les mouvements du
malade. Les mucosités rejetées par les premières toux étaient
colorées en rouge provenant du sang introduit dans la trachée
lorsqu'on l'a coupée avec le bistouri ; à part cela on peut dire que
l'opération fut faite presque sans écoulement de sang. Après
l'opération le malade a eu un sommeil tranquille.

L'eschare s'est éliminée trois jours après l'opération et la plaie
devenue rougeâtre, bourgeonnante, ne diffère en rien d'une plaie
faite avec le bistouri.

L'examen laryngoscopique a montré que l'épiglotte est devenu
moins luisante et le gonflement moindre. La glotte est devenue
large, de sorte qu'on pouvait bien voir les cordes vocales ; le gon-

flement de la membrane muqueuse du larynx a presque disparu partout; il n'y a nulle part de traces d'ulcères.

Le dixième jour la canule interne était ôtée et l'extérieur était bouché avec du liége ; le malade a respiré par le larynx pendant une heure et sa voix était assez forte et un peu enroué, mais permettant de comprendre ses paroles, à l'examen laryngoscopique on ne peut guère apercevoir quelque chose d'anormal. Les jours suivants le malade respirait pendant plusieurs heures de la journée par le larynx ; le vingt-sixième jour la canule était définitivement supprimée et trois jours après le malade était parfaitement guéri; il a quitté l'hôpital avec une cicatrice linéaire presque invisible.

L'auteur croit que ce malade avait une laryngite chronique qui est devenue aiguë et très-dangereuse, parce que le malade a négligé le traitement et s'est exposé aux agents nuisibles en travaillant comme mineur dans un air rempli de poussières fines, et que si on ne l'avait opéré il serait mort de suffocation.

En terminant la publication, l'auteur appelle l'attention de ses compatriotes sur le bon résultat obtenu par l'emploi du thermo-cautère de Paquelin qu'il a vu employer avec beaucoup de succès par M. Verneuil à son service de chirurgien à Paris, ainsi qu'à M. Labbé, chirurgien à l'hôpital de la Pitié, à Paris.

Obs. 20. — Trachéotomie par le thermo-cautère (Obs. communiquée par mon ami le Dr Depasse.)

Le 28 février 1877, M. X.., étudiant en médecine, âgé de 27 ans, à la suite d'une querelle de famille, s'enferme dans sa chambre et veut s'empoisonner, il prend un flacon contenant de l'acide sulfurique et en avale une gorgée. La saveur repoussante du poison l'empêche d'en prendre davantage. Quelques instants après ses amis sont prévenus de ce qui vient de se passer, on lui donne de la magnésie calcinée, puis un vomitif, on le mène à l'hôpital de la Pitié, dans le service de M. le professeur Lasègue. Le malade est calme, mais sa voix est rauque; la lèvre inférieure, le menton, la langue, les gencives, le fond du pharynx sont brûlés par l'acide. Dans la nuit il y a un vomissement de sang. et, vers six heures du matin, il devient impossible au patient d'avaler une goutte de liquide. Le matin à 8 h. 1[2, au moment de la visite, on cònstate un œdème de la glotte, des spasmes de l'œsophage. La déglutition est impossible, la respiration devient difficile. M. Lasègue nous fait remarquer qu'il ne faut pas songer à l'emploi de la sonde œsophagienne pour faire pénétrer un liquide quelconque, car l'œsophage peut être escharifié, et l'opération serait du reste très-difficile à cause des spasmes de l'œsophage. Pendant que nous entourons notre ami, la respiration devient plus difficile, la face se cyanose. Il faut pratiquer la trachéotomie. M. Verneuil qui arrive en ce moment dans son service est appelé en toute hâte, et décide qu'on fera l'opération au thermo-cautère.

La tête du malade est légèrement renversée en arrière, et le chirurgien de la Pitié sectionne la peau par petits coups; avec des écarteurs on éloigne les muscles, et la trachée est ouverte avec un bistouri.

Il ne s'écoule que quelques gouttes de sang, mais aussitôt que la canule fut en place l'hémorrhagie cessa, si on peut appeler de ce nom la perte d'une demi-cuillerée à café de sang.

La respiration rétablie, on songea à alimenter le malade qui avait bien faim. Par petites cuillerées à café on administre du bouillon. La plaie a un excellent aspect, l'eschare commence à se détacher au troisième jour, et en bouchant sa canule notre ami X... peut parler, mais sa voix est rude et se fatigue vite.

Au sixième jour, l'eschare est complétement détachée, il n'y a pas eu la moindre hémorrhagie secondaire. La plaie est belle, les bourgeons charnus ont la plus satisfaisante apparence et le huitième jour la mère de M. X..., qui jusque-là avait veillé son fils avec un dévouement admirable, l'emmène à la Maison municipale de santé. Trois semaines après il revient remercier ses maîtres et ses camarades, la plaie est fermée depuis plusieurs jours, la cicatrice à peine visible, la voix un peu plus rude que d'ordinaire.

Ses amis lui conseille d'aller à la campagne chercher des distractions, il part au Havre où il meurt trois mois après, offrant tous les symptômes d'un rétrécissement œsophagien, causé sans doute par une cicatrice, suite des brûlures de l'acide sulfurique.

Obs. 21. (Société de chirurgie. — Denucé.)

Dans la séance du 11 avril 1877, à la Société de chirurgie, M. Denucé, de Bordeaux. rapporta l'observation suivante :

A mois d'octobre 1876, je fus appelé auprès d'un homme de 40 ans qui s'était endormi en conservant dans sa bouche un noyau de prune : à son réveil en raison de l'oppression qu'il ressentait, on lui donna un vomitif qui n'amena aucun effet.

Je constatai à mon arrivée que le murmure respiratoire ne s'entendait que faiblement du côté gauche, puis survinrent des crises de suffocation et un notable abaissement de la température. J'admis la présence du noyau dans la bronche gauche et je me décidai à faire la trachéotomie.

Je me servis du thermo-cautère, espérant que les secousses convulsives qui succèdent à l'incision de la trachée feraient sortir le noyau. Il n'en fut rien. Je tentai de faire le cathétérisme de la bronche gauche et j'arrivai en effet sur un corps dur. Je tentai alors l'extraction avec la pince à polypes laryngiens. mais je fus forcé de suspendre mes tentatives à cause de la suffocation et d'une hémoptysie.

Le lendemain trois hémorrhagies terribles ont lieu. A son dernier vomissement de sang le malade rendit son noyau mais succomba deux heures après.

Obs. 22. (Id.)

Trois mois après, je fus appelé aux environs de Bordeaux pour un enfant de 8 ans qui avait avalé un noyau de prune. L'accident remontait à trois jours et le petit malade était très-affaibli. Je fis la trachéotomie avec le thermocautère, après avoir constaté qu'il y avait de l'emphysème du cou et de la partie supérieure de la poitrine. Après l'ouverture de la trachée, un effort convulsif amena le noyau accompagné d'un liquide spumeux presque purulent. Je plaçai une canule, car dès que je rapprochai les lèvres de la plaie, la suffocation survenait. L'enfant guérit très-bien.

Dans ces deux observations ce sont les irrégularités des

corps étrangers qui ont déterminé chez un malade des hémorrhagies mortelles, chez l'autre de l'emphysème du cou.
M. Denucé eut l'occasion de pratiquer une troisième fois la
trachéotomie avec un thermo-cautère et il s'en est bien
trouvé, il n'a pas observé les eschares qu'on a reprochées
aux instruments incandescents.

M. Gillette, chirurgien des hôpitaux, a fait aussi deux
opérations de trachéotomie, et une fois l'opération se fit
tout à fait à blanc, la seconde fois seulement il y eut un
peu de sang.

Obs. 23. — Trachéotomie avec le thermo-cautère. (Poinsot. Société de
chirurgie. — 30 mai 1877.)

Le 10 août 1876, le Dr Lugeol envoya à l'hôpital Saint-André,
pour y être opéré, un enfant de 4 ans atteint du croup. Les accidents avaient marché avec une grande rapidité ; d'abord localisée
au pharynx, la diphthérie avait envahi le larynx dans l'espace
d'une nuit. Cependant, la suffocation n'était pas imminente : je
voulus alors essayer l'acide salicylique à l'intérieur ; mais deux
heures plus tard, je fus prévenu en toute hâte que l'état s'était
aggravé. Je me rendis alors auprès du malade avec mon confrère, le Dr Lugeol et d'un commun accord nous jugeâmes l'opération indispensable. Je la pratiquai avec le thermo-cautère.
L'incision des tissus mous se fit sans la moindre difficulté et le
couteau maintenu au rouge sombre arriva sur la trachée sans
qu'il eût été perdu une goutte de sang. A ce moment, j'aban-
donnai le cautère dans la crainte que le contact de l'instrument
incandescent ne déterminât la nécrose des cartilages, et je voulus
dénuder la trachée avec la sonde cannelée. Le résultat ne répondit pas à mon attente, car je déchirai une veine située à
l'angle supérieur de la plaie et le sang commença à couler avec
abondance. Je donnai alors quelques coups d'éponge pour absterger la plaie, et je touchai avec le couteau thermique le point
d'où l'hémorrhagie paraissait se faire. Celle-ci s'arrêta, mais
incomplètement. J'ouvris alors la trachée avec le bistouri et
plaçai la canule. L'opération avait duré deux minutes. Tout

s'était passé de la manière la plus satisfaisante. L'enfant mourut cependant au bout de dix-huit heures. La gêne respiratoire n'avait été que très-peu et momentanément diminuée par l'opération.

Ors. 24.— Trachéotomie avec le thermo-cantère. (Poinsot, loco citato.)

Le 7 décembre 1876, je fus prévenu par l'interne de garde qu'on venait d'apporter à l'hôpital une enfant de 18 mois, Céline Constant, atteinte de croup. Depuis une dizaine de jours, les parents avaient remarqué que l'enfant avait un certain enrouement, la toux était rare, étouffée ; dans les dernières nuits, l'enfant avait été prise de crise de suffocation. Forte et très-développée pour son âge, elle avait d'abord résisté au mal, mais bientôt apparurent dans la gorge et au pourtour des narines des plaques de diphthérie, et la nuit qui précéda l'entrée dans nos salles, les accidents asphyxiques se montrèrent avec une telle violence que les parents crurent deux ou trois fois que leur enfant allait y succomber. Ces accidents duraient encore quand je la vis, et rendaient nécessaire une opération immédiate. La section de la peau et des parties molles se fit sans la moindre hémorrhagie. La trachée fut incisée au bistouri, puis la canule facilement placée.

La respiration se rétablit aussitôt, et l'enfant opérée à dix heures du matin passa la journée dans le plus grand calme, mais la canule demeurait sèche, la fièvre très-ardente. Vers le soir, les poumons se prirent et la mort arriva le 8 décembre dans la soirée.

Ces deux observations concernent des enfants en bas âge, et atteints de croup ; la mort arriva bientôt, mais les deux observations suivantes qui concernent une fillette de quatorze ans et une adulte, ont un intérêt tout particulier puisque chez la première la guérison fut complète, et la cicatrice très-petite, chez la seconde la plaie au vingtième jour était très-belle, bourgeonnante, rosée, quand la malade succomba aux progrès de son affection.

Obs 25. — Trachéotomie avec le thermo-cautère chez une enfant de 14
ans, pour un rétrécissement syphilitique du larynx, guérison. (Poinsot, loco cit.)

Marie X..., âgée de 14 ans, de petite taille, mais robuste et
fortement constituée, entre le 20 septembre 1876, à l'hôpital, pour
y être traitée d'une affection vénérienne. Il y a une dizaine de
jours qu'elle a été contaminée dans une tentative de viol.

Chancre de la grande lèvre droite.

Le 30. Roséole.

Le 12 novembre, éruption d'echtyma, vives douleurs dans la
gorge, grande gêne de la déglutition, voix nasonnée : plaque muqueuse sur l'amygdale gauche.

Le 15, les accidents de la gorge ont augmenté, l'asthme du
gosier est envahi dans son entier ; les plaques muqueuses occupent toute la surface de l'amygdale gauche, une partie de la
droite, et les piliers du voile.

Le 17, gêne respiratoire, l'inspiration nécessite un effort assez
vif, mais l'expiration est aisée et brusque ; un peu de tirage sus-
ternal. La toux est rauque, et la voix est presque entièrement
éteinte, cet état persiste sans aggravation jusqu'au 20 novembre ;
ce jour-là les accidents se caractérisent. Une toux convulsive et
par accès se produit ; la dyspnée est très-forte.

Le 22, les plaques muqueuses de la gorge ont entièrement disparu ; le cornage est extrêmement marqué, la voix éteinte ; la
dyspnée se montre par crise, ou elle va jusqu'à l'orthopnée, l'asphyxie fait de tels progrès dans la journée, qu'à neuf heures du
soir, l'enfant va mourir si on ne pratique la trachéotomie. L'incision des téguments et des parties molles avec le thermo-cautère
se fait avec la plus grande facilité. Lorsque j'arrive sur le plexus
veineux thyroïdien, une veine volumineuse incomplètement obli-
térée fournit un peu de sang. Je me contente d'absterger la plaie
avec une éponge et j'applique le cautère sur le vaisseau béant.
L'hémorrhagie s'arrête aussitôt. Une autre particularité de l'opération a été de voir le tissu graisseux, fort abondant, se fondre
et cette graisse liquide bouillonner sous l'influence de la chaleur,
il m'a suffi d'employer l'éponge comme s'il se fut agi de sang.
L'introduction de la canule fut facile ; deux heures après, je re-

vois l'enfant qui est très-bien, et dort d'un sommeil calme. La respiration est à 24, le pouls à 100.

Le 23, la situation est bonne, l'aspect de la plaie mérite d'être noté : les lèvres en sont très-écartées et recouvertes par une eschare mince et jaunâtre. Il existe deux petites phlyctènes sur les téguments du côté droit, elles doivent être dues au contact de quelques gouttes de graisse chaude, d'ailleurs pas de douleurs.

Le lendemain 24, une hémorrhagie légère se produit, sans qu'on ait touché à la canule ; elle est facilement arrêtée par de l'amadou.

Le 25, douleurs assez vives du côté de la plaie ; il existe un gonflement léger tout autour de la plaie, dont les dimensions sont par suite un peu augmentées, elle mesure 4 centimètres dans le sens transversal et 5 1/2 dans le sens vertical. Un peu de suppuration, l'odeur du pus est infecte.

Le 27, la respiration se faisant bien, même quand on obstrue la canule, on l'enlève celle-ci, on panse à la glycérine. A partir de ce moment l'eschare de la plaie s'élimine, le bourgeonnement marche avec rapidité, la plaie se rétrécit, le 8 décembre elle n'a plus que 2 centimètres sur 3. Le 12, elle est entièrement fermée, et à la fin du mois la cicatrisation est terminée. La cicatrice offre exactement les dimensions d'une pièce de cinquante centimes. Le traitement général a d'ailleurs été suivi sans interruption, la malade sort le 15 janvier.

Ce résultat est certainement beau, et si comme le fait remarquer l'auteur de cette note, l'on fait attention au développement assez grand que présentait le plexus thyroïdien, il est incontestable que le thermo-cautère a permis d'éviter une perte de sang sérieuse.

Obs. 26. — Trachéotomie chez une adulte. (Poinsot, loc. cit.)

Le 26 août, je fus appelé par mon confrère et ami le Dr Bosc, pour voir Mme X..., atteinte de tuberculose pulmonaire et qui présentait depuis quelques jours des accidents laryngiens d'une certaine gravité. Dans la nuit précédente, elle avait eu plusieurs crises de suffocation, le cornage était très-marqué, il y avait du tirage sus et sous-sternal. La respiration s'entendait faiblement à droite et en arrière; en arrière et à gauche, les signes stéthoscopiques annonçaient un envahissement complet des poumons par les tubercules. Cependant, au moment où nous voyons la malade, l'asphyxie n'était pas imminente et nous résolûmes d'attendre.

Le lendemain, il y eut une crise de suffocation dans laquelle toute la famille crut que la malade passerait. Nous la trouvâmes en effet épuisée et haletante sur son lit. Pouls irrégulier, face et lèvres cyanosées, cornage et tirage plus marqués que la veille. L'opération s'imposait, je la pratiquai avec l'aide du Dr Bosc et de M. Danyats, interne de l'hôpital Saint-André, en employant le thermo-cautère.

L'opération fut faite sans qu'il s'écoulât une goutte de sang.

Les suites de l'opération furent bonnes, le malade put le jour même prendre un peu de nourriture, elle dormit profondément la nuit suivante, et le sixième jour la malade nous exprima sa reconnaissance du soulagement que nous lui avions procuré; ce jour-là, la plaie était encore couverte d'une eschare grisâtre, l'écartement des bords était assez considérable, il mesurait 2 centimètres, la trachée disparaissait au fond de la plaie tapissée par une couche de pus. On enleva la canule.

Au vingtième jour la plaie est rosée, bourgeonnante, très-rétrécie, la trachée ne peut plus être aperçue, à aucun moment les lèvres de la plaie ne présentèrent de gonflement exagéré. La malade succomba bientôt aux progrès de sa tuberculisation.

OBS. 27. — Trachéotomie sur l'adulte au moyen du thermo-cautère, du Dr Krishabet (Thèse de Chavoix, 1878).

M. A..., âgé de 58 ans, est atteint de troubles phonétiques avec difficultés respiratoires depuis quatre ans environ; mais ce n'est que dans les deux dernières années que la voix s'est perdue complètement, en même temps que la respiration est devenue stertoreuse. Il y a environ dix-huit mois, il vint consulter à Paris notre regretté ami, M. le Dr Isambert, qui constata l'existence d'un polype et fit quelques tentatives d'extraction sans résultat.

Dans les derniers mois, de véritables accès d'asphyxie se produisaient d'une manière intermittente, en même temps que l'oppression s'était accrue. Le malade dépérissait à vue d'œil. Il vint en dernier lieu de nouveau à Paris, consulta M. le professeur Charcot, qui le confia à mes soins. M. A... se présenta chez moi le 10 juin 1877 ; il était fort oppressé et produisait en respirant un bruit de cornage qui s'augmentait au moindre mouvement, et même par le simple mécanisme de la parole. Ses phrases étaient brèves, saccadées, et il devait s'interrompre pour faire des efforts d'inspiration dès qu'il avait prononcé quelques mots.

L'examen laryngoscopique ne fut pas aisé dans ces conditions, la simple application du miroir produisant de l'asphyxie qui arrivait alors à son intensité maximum.

J'ai pu cependant constater l'existence d'une immense végétation dans la cavité laryngée. Non-seulement la glotte n'était pas visible, mais l'organe paraissait absolument rempli, et c'est à peine si on voyait entre les lobules formés par la tumeur des interstices permettant le passage de l'air.

L'intervention chirurgicale ne pouvait pas être différée plus longtemps ; le malade le comprenait parfaitement lui-même, mais j'étais dans cette alternative de faire la trachéotomie ou de tenter l'ablation de la tumeur par les voies naturelles.

Me basant sur des faits analogues dans lesquels j'ai pu obtenir la guérison sans la trachéotomie, je me suis décidé pour l'ablation de la tumeur par les voies naturelles, tout en me tenant prêt à faire l'ouverture de la trachée, si besoin en était.

M. A... fut installé à la maison de santé du Dr Laborde, et après quelques préparatifs qui durent le rendre plus tolérable à l'application des instruments laryngés, j'ai fait une tentative d'extraction au moyen d'une forte pince laryngée. Pas la moindre parcelle de la tumeur ne put être détachée de cette façon, quoique je l'eusse saisie vigoureusement et à plusieurs reprises. C'est dans la prévision de cette résistance des tissus que j'avais fait tenir à ma portée (par M. Mathieu) le couteau galvano-caustique dont la courbure s'approprie particulièrement à la pénétration dans la cavité de l'organe vocal. L'anse n'aurait nullement pu servir dans cette circonstance, la tumeur étant sessile, à large base, et la cavité du larynx en étant littéralement remplie ; il eût été de toute impossibilité de saisir la tumeur de la sorte. Je me suis donc décidé à adopter le couteau, qui donna du reste un excellent résultat. Je le maintins dans la cavité du larynx, la première fois, pendant quatre secondes, les fois suivantes pendant six et sept secondes. Dans l'intervalle de ses applications, l'asphyxie était arrivée au maximum d'intensité, mais la destruction de la tumeur a été largement obtenue. Je la saisis alors avec la pince à plusieurs reprises et chaque fois j'en ramenais des débris considérables.

Il est fort rare d'observer des végétations aussi volumineuses dans la cavité du larynx, et en face de la masse énorme que j'ai retirée et que je mets sous vos yeux, il devient impossible de comprendre comment la respiration a pu s'effectuer encore chez ce malade.

Pendant l'opération je m'étais attendu à un accès d'asphyxie et j'étais prêt à faire la trachéotomie séance tenante, mais comme tout s'était passé très-rapidement, j'ai pu l'éviter, car la tumeur une fois enlevée, la respiration paraissait s'être établie normalement.

La cavité du larynx étant remplie de sang, je n'ai pu constater immédiatement le résultat définitif, mais le patient accusant un soulagement énorme, j'espérais avoir tout enlevé et m'en tins là.

La journée se passa parfaitement, la nuit fut bonne. Une sécrétion très-abondante s'était faite, mais avait diminué le lendemain. Ce jour là, 13 juin (opération le 12), il y avait une amélioration très-notable dans l'état du malade ; il en est de même le 14 et le vendredi 15 ; mais dans la nuit de ce jour il survint quelques difficultés respiratoires, et dès le lendemain la déglutition est sensiblement gênée. La sécrétion laryngée devient très-abondante, et le dimanche soir, 17, en l'examinant au laryngoscope, je constate de l'œdème généralisé. L'état resta le même jusqu'au mercredi 27, la gêne respiratoire étant à peu près analogue à celle d'avant l'ablation de la tumeur. La trachéotomie est décidée et je la fis au thermo-cautère en présence de MM. de Saint-Germain et Laborde.

J'ai pratiqué l'incision des tissus mous par une série de ponctuations, ne laissant le thermo-cautère en contact qu'une seconde au plus chaque fois. Ce procédé était très-différent de celui que j'avais employé dans les dix cas précédents. En effet, jusque-là, j'avais fait des incisions linéaires laissant l'instrument en contact avec les tissus un temps beaucoup plus long (cinq à six secondes et au delà). C'est alors que survient cette espèce de bouillonnement de graisse avec fusion que j'avais signalé déjà dans une de mes premières communications à la Société de chirurgie. Je m'associe pleinement à l'interprétation de M. de Saint-Germain qui attribue au contact de la graisse en fusion les destructions et les eschares consécutives. C'est à la chute de ces eschares que surviennent les hémorrhagies secondaires ; il est donc essentiel d'éviter la fonte du tissu adipeux. Le moyen le plus sûr d'arriver à ce résultat consiste certainement dans la courte durée du contact du thermo-cautère. Il est vrai que la division des tissus par ponctuations successives ralentit quelque peu l'opération, mais ce désavantage momentané est bien largement compensé par le résultat obtenu.

Il en fut ainsi chez mon malade sur lequel n'était survenu, ni pendant l'opération, ni dans la suite, la moindre trace des accidents attribués au thermo-cautère.

Pendant l'opération, deux petites artères divisées ont été saisies par la pince hémostatique et je me suis bien gardé, comme j'avais fait antérieurement, de vouloir arrêter l'écoulement du sang par le thermo-cautère. Il ne faut pas vouloir, avec cet instrument, arrêter les hémorrhagies artérielles. Il rend l'immence service, pendant la trachéotomie, d'empêcher l'hémorrhagie capillaire et veineuse, et de permettre, par conséquent, à l'opérateur de voir distinctement les tissus sur lesquels il opère. Mais son pouvoir hémostatique ne va pas au delà ; les artères, surtout lorsqu'elles dépassent environ un millimètre, doivent être liées, comme dans l'opération au bistouri. On peut momentanément, par un contact prolongé du thermo-cautère chauffé au rouge foncé, arrêter le jet artériel, mais c'est ce contact prolongé qu'il importe d'éviter sous peine d'eschares et d'hémorrhagies secondaires.

En somme, le précepte que j'ai suivi dans cette opération consistait uniquement dans la mise en contact aussi peu durable que possible du thermo-cautère avec les tissus. J'ai évité de cette façon deux éléments de destruction, la carbonisation et la fusion de la graisse. La division des tissus, par ponctuations rapides telle que je l'ai pratiquée, a eu pour résultat la production d'une plaie aussi nette et aussi franche que si elle était faite au bistouri, sur lequel le thermo-cautère a des avantages très-considérables pour la trachéotomie.

Pendant l'opération dont il est question, malgré l'ouverture des deux artérioles que je n'ai pas saisies du premier coup, le malade n'avait guère perdu que la valeur d'une cuillerée à café de sang.

La trachée fut divisée au bistouri ; la canule fut introduite avec facilité sans dilatateur, grâce à la forme de la canule interne terminée en bec, et la respiration s'établit largement.

Le lendemain la réaction fut très-modérée ; pouls 100, temp. 38, Il ne survient pas le moindre gonflement du cou et il ne se fit même pas au bord de la plaie la rougeur que j'avais toujours remarquée dans la trachéotomie par les procédés thermiques.

Comme ce jour-là, MM. les Drs Duplay et Terrier venaient de faire une opération dans la maison qu'habitait mon malade, j'engageai mes honorables confrères d'examiner celui-ci et de juger de son état.

La guérison de la plaie se fit avec une extrême rapidité et sans l'ombre d'incidents. L'état général était des plus satisfaisants et dès le troisième jour la température variait entre 37,3 et 37,2, le pouls entre 84 et 78 ; des bourgeons charnus survinrent rapidement, et la plaie était fermée complètement au quatorzième jour de l'opération ; dès le sixième jour, le malade avait quitté son lit. Il fut vu à divers moments par MM. de Saint-Germain, Duplay, Gillette et Horteloup, qui ont pu, comme moi, constater le cours normal et extrêmement satisfaisant de la cicatrisation.

Je n'hésite pas un seul instant d'attribuer ce résultat favorable au procédé opératoire que j'ai adopté cette fois.

Obs. 28. — Thermo-cautère appliqué à une trachéotomie in extremis sur un enfant. (Communiquée par le Dr Krishaber) (inédite.)

Le 9 juillet 1877, je fus appelé par le Dr Mangenest auprès d'un enfant de 11 ans 1/2 atteint de croup. Dès le 5 juillet l'enfant s'était plaint du mal de gorge ; le Dr Mangenest appelé administra un vomitif ; à la suite de cette médication, mieux sensible et l'enfant reprend ses jeux. Le 7, recrudescence du mal de gorge, la respiration devient gênée. Le 8, le Dr Mangenest appelé de nouveau voit quelques plaques blanchâtres sur le voile du palais, les piliers, les amygdales. Il n'y a ni fièvre, ni céphalalgie, mais l'appétit est presque perdu et la soif ardente. Gargarisme avec bromure de potassium et chlorate de potasse.

Le 9, la respiration étant de plus en plus gênée, je fus appelé auprès du jeune malade que je vis dans la soirée. L'enfant respirait avec une certaine difficulté et je vis des fausses membranes tapissant dans une large étendue l'isthme du gosier. Je pensai cependant que l'on pouvait différer l'opération jusqu'au lendemain. Dès huit heures du matin, je me trouvai auprès du malade avec M. le Dr Mangenest et deux étudiants en médecine (M. Fauverteix et M. de Lamallerée). La nuit avait été fort mauvaise, la gêne de la respiration s'étant rapidement accrue depuis minuit, et lorsque nous arrivâmes l'enfant était dans un véritable état d'asphyxie, la face cyanosée, le regard fixe et vitreux, la respiration stertoreuse. Les fausses membranes qui encombrent les voies supérieures produisent une sorte de claquement à chaque temps de la respiration ; le pouls est petit et misérable, mais il ne bat que 100 fois par minute. L'enfant me paraît si près de l'agonie que je me crois obligé d'avertir les parents combien la trachéotomie nous donnerait peu de chance de succès ; ce n'est que sur l'instance du père que je me décide d'intervenir. Pour éviter dans la mesure du possible la perte du sang chez un sujet si près de s'éteindre, j'emploie le thermo-cautère. Je divise les tissus par la méthode ponctuée avec un couteau thermique épais porté au rouge sombre. Une artériole est saisie avec une pince hémostatique et toute perte de sang se trouve évitée. Quoique l'opération eût été rapidement achevée, j'eus à peine placé la canule que l'enfant laissa tomber sa tête et paraissait avoir expiré. L'auscultation du cœur ne révéla pas le moindre mouvement. J'avertis alors les parents que leur enfant avait succombé. L'embarras de ma situation m'imposait ce qui me paraissait être un semblant d'action : je provoquai l'entrée de l'air à travers la canule en exerçant des pressions rhythmées sur le thorax. J'avoue en toute sincérité que j'agissais ainsi sans l'ombre de conviction, car je ne pouvais ni quitter immédiatement la maison, ni rester es bras croisés en face des explosions de douleur des parents. C'est dans ses conditions et alors que je croyais agir sur un cadavre, qu'il se produisit une première inspiration profonde suivie d'un long silence. Encouragé par ce résultat, je continuai ma pratique, sérieusement cette fois, et pressant surtout sur la région diaphragmatique d'une manière rhythmée et assez énergique. Une seconde inspiration fut suivie, à un intervalle plus court d'une troisième et peu à peu la respiration se rétablit, d'abord saccadée et irrégulière, mais prenant peu à peu le rhythme normal. Le pouls reprit lentement ; j'en constatai la présence à la temporale avant de la sentir à la radiale.

Cinq minutes s'écoulent ainsi lorsque la canule se trouve tout d'un coup bouché par une fausse membrane ; l'enfant à peine revenu à la vie a une nouvelle syncope ; je provoque de nouveau la respiration par la pression du thorax, une fausse membrane est rejetée et tout rentre dans le calme. L'enfant se ranime complètement, ses joues se colorent, le pouls devient fort et vibrant et contrairement à ce que nous avions constaté avant l'opération une fièvre ardente se déclare. A midi le pouls est à 120, à 2 heures à 132, à 5 heures du soir à 160 et se maintient à ce point toute la nuit. Vers 8 heures du matin, l'enfant fut pris de convulsions et mourut.

« Deux circonstances présentent de l'intérêt dans cette observation ; la première relève du procédé opératoire, et on est peut-être en droit d'admettre que l'absence de toute perte de sang ait eu une part dans la survie de l'opéré. Il est incontestable qu'à ce point de vue, le thermo-cautère a donné le résultat que l'on attendait.

Un enseignement plus important découle des faits dont je viens de vous donner le récit ; je veux parler de l'utilité de la trachéotomie in extremis et des pratiques de respiration artificielle dans la mort apparente survenant dans de telles conditions. Mon opéré ayant survécu vingt-quatre heures à l'opération, il tombe sous le sens qu'il aurait pu guérir.

Des faits analogues à celui dont je viens de donner le récit ont déjà été publiés de divers côtés ; je les connaissais, et cependant lorsque je constatai sur mon opéré le silence absolu du cœur et lorsque surtout plusieurs minutes s'étaient déjà écoulées sans le moindre signe de vie, je ne pus m'empêcher de considérer la cause comme perdue, ce n'est que pour cacher mon émotion et s'il m'est permis de m'exprimer ainsi, pour me donner une attitude dans une situation difficile et pénible, que je continuai des efforts qui ne m'inspiraient plus l'ombre de confiance.

J'étais d'autant plus autorisé à désespérer du résultat que je m'étais déjà trouvé dans une situation analogue, mes tentatives étant restées sans résultat. Une dame âgée d'une soixantaine d'années fut prise à Bellevue, sans qu'on eût pu connaître le mode de contagion, d'angine couenneuse avec extension dans les voies respiratoires. Appelé auprès d'elle par M. le Dr Leroy Dupré, je l'ai trouvée dans un état fort avancé d'asphyxie et je n'eus que le temps d'intervenir. La canule était déjà en place, il survint une syncope. La pression sur le thorax que j'exerçai immédiatement eut bien pour effet de faire pénétrer de l'air dans les poumons, mais la respiration ne s'en rétablit pas davantage; ce qui m'a paru être un moment la mort apparente était bien la mort réelle. J'étais donc en droit de supposer que les choses se passeraient de même chez l'enfant en question. En tout état de cause, on ne doit jamais complètement désespérer de ranimer un opéré dans ces conditions, au risque de faire des pratiques inutiles le plus souvent, mais qui, dans certains cas, peuvent être couronnées de succès. »

OBS. 29. — Laryngotomie au thermo-cautère, application de la canule à bec (par le Dr Krishaber.) (Inédite.)

Mlle X..., âgée de 48 ans, a ordinairement joui d'une bonne santé, sauf à une époque où habitant un des pays les plus marécageux du centre de la France, elle fut prise de fièvre intermittente. Son père est mort d'une tumeur de la langue qui paraît avoir été de nature carcinomateuse.

Mlle X..., qui se présenta chez moi de la part de M. le Dr Gonnard, est atteinte d'une hypertrophie de la glande thyroïde, dont le début remonte à son enfance. Lorsque je la vis pour la première fois (août 1877), elle était atteinte d'une aphonie complète et me déclara que sa voix avait commencé à s'altérer depuis environ quatre ans. Le larynx était cependant indolore. L'examen laryngoscopique me révéla un gonflement considérable des deux cordes vocales, avec érosion superficielle. La respiration était assez bruyante, mais la dyspnée n'était cependant pas encore très-prononcée. En tout état de cause et malgré l'absence de tout antécédent spécifique, je prescrivis du sirop de Gibert. Mlle X... retourna chez elle dans le centre de la France, mais revint me consulter le 10 janvier 1878. A cette époque, par conséquent cinq mois après mon premier examen, je constatai que l'état s'était aggravé considérablement. Les deux cordes vocales inférieures étaient recouvertes de végétations très-volumineuses et profondément exulcérées. L'oppression avait augmenté considérablement; le larynx était devenu sensible. Absence de tuméfaction des glandes.

Comme le traitement spécifique ne paraissait pas avoir été suivi avec une rigueur suffisante, j'ai voulu, avant de pratiquer la trachéotomie, faire une dernière tentative de guérison, et à cet effet, malgré la presque certitude que j'avais qu'il s'agissait d'un carcinome, je prescrivais des frictions mercurielles jusqu'à la salivation et de l'iodure de potassium jusqu'à 4 grammes par jour. Ce traitement ne donna pas le moindre résultat, et comme l'oppression marchait rapidement vers l'apnée complète, je me décidai à pratiquer la laryngotomie. Je fus assisté dans cette opération (faite en février 1878) par MM. les Drs de Saint-Germain et Cheurlot, et l'exécutai au moyen du thermo-cautère.

Afin d'éviter la région thyroïdienne, eu égard à l'existence du goître de ma malade, j'ai pratiqué l'incision à partir du bord inférieur du cartilage thyroïde jusqu'au cartilage cricoïde. Cette incision fut pratiquée au moyen du couteau le plus épais du thermo-cautère Paquelin, l'instrument étant porté au rouge sombre. J'ai eu un soin minutieux dans l'exécution du procédé que j'avais déjà employé trois fois avec succès, et qui consistait dans la division des tissus par *ponctuations successives,* le couteau ne restant en place dans les tissus que pendant une seconde au plus. Cette succession de ponctuations produit une incision suffisante lorsque le couteau a été mis en contact dix ou douze fois pour chaque couche de tissu. De cette façon, la division des tissus exige un temps plus long que lorsqu'elle est pratiquée par incision linéaire, mais elle présente l'avantage de ne laisser en place l'instrument incandescent que pendant un temps extrêmement court, ce qui empêche les eschares causées par le rayonnement des applications continues et prolongées.

Une artériole ouverte pendant l'opération fut saisie par une pince hémostatique que j'ai laissée en place. Je m'étais proposé dans cette opération, d'introduire la canule dans l'espace cricothyroïdien, ce qui fut possible, grâce à la canule à bec, qui put pénétrer aisément sans l'aide d'un dilatateur. Il est vrai que dans cette circonstance, j'ai sectionné la portion inférieure du thyroïde dans la crainte que l'espace crico-thyroïdien ne fût pas suffisant pour placer une canule. Je pus cependant me convaincre qu'il n'en était nullement ainsi et que la canule pouvait parfaitement pénétrer entre les deux cartilages, sans aucun écartement des deux valves du thyroïde.

A ce point de vue l'opération que je décris me paraît être d'un enseignement réel; elle m'a appris que ma canule à bec peut s'insinuer dans le larynx d'un adulte par la seule ouverture faite dans la membrane crico-thyroïdienne, ce procédé opératoire étant à peu près impraticable lorsqu'on veut se servir d'un dilatateur, l'espace étant insuffisant pour la dilatation au moyen de cet instrument.

La canule une fois placée j'ai retiré la canule interne munie d'un bec, et je l'ai remplacée par une canule interne ordinaire, et la respiration s'effectua immédiatement très-amplement. Je ferai remarquer du reste que la canule interne à bec est trouée au bout de façon à permettre la respiration d'une manière très-suffisante pour le temps de l'opération.

La cicatrisation de la plaie s'effectua très rapidement; il n'y eut ni le moindre eschare, ni hémorrhagie secondaire, et trois semaines après l'opération, l'orifice de la plaie était absolument circulaire.

Cette opération m'a donné en somme, de toutes celles que j'ai pratiquées jusqu'à ce jour, le résultat le plus complet et le plus satisfaisant. Elle me paraît justifier les conclusions suivantes :

1° Que le thermo-cautère ne produit pas d'eschares lorsque les incisions sont faites par ponctuations successives, le couteau étant au rouge sombre, et à ce point de vue la présente observation vient confirmer le résultat de celles que j'ai déjà publiées.

2° Que la canule à bec dont j'ai donné ailleurs la description (Soc. de chir. 1877) permet d'achever l'opération de la laryngotomie par la seule section de la membrane crico-thyroïdienne.

3° Que la laryngotomie ainsi restreinte peut suppléer, chez l'adulte, à la trachéotomie, sur laquelle elle présente le double avantage d'exiger une vulnération moins étendue et d'être d'une exécution plus facile.

Obs. 30. — Trachéotomie au thermo-cautère chez un enfant de trois ans. Succès (due à l'obligeance de M. Krishaber. (Inédite.)

Charles L..., âgé de 3 ans et 3 mois, ordinairement bien portant, a été pris de maux de gorge le 25 mars 1878. M. le Dr Matry institue le traitement habituel en cette circonstance, mais le mal s'aggrave et le 28 apparaissent tous les caractères de croup : production de fausses membranes, aphonie et surtout difficulté respiratoire.

Le lendemain la dyspnée arrive à son comble et la trachéotomie est jugée nécessaire.

Elle est pratiquée par le Dr Krishaber au moyen du thermo-cautère employé, d'après son système, par ponctuations successives. Les anneaux de la trachée sont sectionnés avec le thermo-cautère aussi facilement que les parties molles.

Il n'y a eu presque pas de perte de sang. La canule à bec est introduite très-aisément, sans l'aide d'un dilatateur.

L'enfant supporte très-bien l'opération ; l'affection diphthérique diminue lentement mais progressivement.

La plaie ne donne lieu ni à des hémorrhagies secondaires, ni à des eschares, la cicatrisation tend à s'effectuer très-aisément sans l'ombre d'accident, mais la canule n'a pu être retiré que dix-sept jours après l'opération.

Pendant toute la durée de la cicatrisation, on employa une solution de chloral au 200° dans les trois premiers jours et au 100° les jours suivants jusqu'au moment de la cicatrisation complète. A cet effet, un gros pinceau de blaireau est trempé dans ce liquide (légèrement tiédi) et le nettoyage est fait ainsi trois ou quatre fois par jour, et à la place du taffetas ciré dont on entoure ordinairement la canule, on employa une rondelle d'amadou trempé dans la solution de chloral.

De cette façon, il évite l'irritation de la peau et la production des boutons d'acné ou même de furoncles, assez fréquente après la trachéotomie.

J'ai eu l'occasion de voir l'enfant qui fait l'objet de cette observation, cinq semaines après l'opération. Il était complètement guéri, et la plaie, absolument cicatrisée, était réduite à une trace pour ainsi dire linéaire.

OBS. 31.— Polype noso-pharyngien. Trachéotomie préventive au thermo-cautère, par M. Verneuil, succès opératoire. (Inédite.)

La nommée V. E..., 19 ans, journalière, entre le 20 mars 1878, n° 2 de la salle Saint-Augustin, à la Pitié, service de M. Verneuil.

Cette femme a un polype naso-pharyngien. On constate le jour de son entrée, une énorme tumeur occupant le pharynx et descendant jusqu'à une très-petite distance de l'ouverture supérieure du larynx. Comme la malade ouvre très-difficilement la bouche, on ne peut pas à ce premier examen reconnaître les limites supérieures de la tumeur.

Le 27 mars, on se dispose à tenter l'extirpation du néoplasme par la voie buccale, mais il faudra d'abord pratiquer la section du voile du palais. Le professeur espère pouvoir mener l'affaire à bonne fin avec le thermo-cautère, et n'être pas obligé de pratiquer la trachéotomie. Cependant il pratiquera séance tenante cette opération si la nécessité l'exige.

Au moment de l'opération la malade a une légère teinte asphyxique, pendant la chloroformisation cette teinte s'exagère. De plus, c'est à peine si la mâchoire inférieure peut s'abaisser assez pour livrer passage à la langue, et on s'aperçoit alors qu'il sera impossible de faire pénétrer des instruments dans la bouche en permettant la respiration. Car, dans ces conditions, l'entrée de l'air deviendra complètement impossible, aussi M. Verneuil se décide à pratiquer la trachéotomie.

Le thermo-cautère chauffé au rouge sombre, il incise de haut en bas, sur la ligne médiane, dans une étendue de trois centimètres les différentes, couches situées au-devant de la trachée. Une veine sectionnée donne un peu de sang, mais on y place une pince hémostatique et l'hémorrhagie s'arrête. La trachée est sectionnée avec le thermo-cautère sur une étendue de trois centimètres à partir du bord inférieur du cartilage cricoïde. La plaie est si nette qu'on peut voir très-facilement la paroi postérieure du conduit trachéal. La canule est placée sans difficulté à l'aide d'un écarteur, la pince est retirée et l'hémostase est parfaite. Mais cette opération préliminaire pratiquée, on remet à une autre séance l'extirpation du polype. Le tout a duré entre deux et trois minutes.

La plaie est pansée à l'eau phéniquée, et des pulvérisations antiseptiques seront répétées plusieurs fois dans la journée.

Le lendemain, le 28, de l'opération la température de la malade est normale, pas de douleurs ni de gonflement du cou.

La teinte asphysique de la malade a fait place à une coloration normale.

Le 29. Etat général excellent, la plaie est toujours indolente, pas de gonflement du cou. Température axillaire, 37°.

Les jours suivants la plaie se déterge, les petites eschares se détachent, et leur chute ne détermine aucune hémorrhagie secondaire. Du reste, ces eschares n'ont que quelques millimètres.

10 avril. La plaie a très-bel aspect, de belles granulations montrent que l'état de la malade est aussi satisfaisant que possible, et qu'on pourra bientôt songer à l'opération principale.

L'air expiré par la canule n'a jamais présenté la moindre odeur qui pût faire soupçonner une nécrose, et le 30 avril, la plaie est réduite aux dimensions de la canule qui est encore en place.

L'extraction du polype nous intéresse peu ici, et nous ar-rêtons notre observation en faisant remarquer toute la simplicité avec laquelle cette trachéotomie fut faite, et la bonne façon dont la plaie se comporta.

OBS. 32. — Trachéotomie au thermo-cautère, par M. Lefort, succès opératoire. (Inédite.)

Auguste M..., âgé de 40 ans, employé, entre à l'hôpital Beaujon, le 31 décembre 1877, dans le service de M. le professeur Le Fort. Il n'a pas d'antécédents héréditaires, ni personnels. Il possède habituellement une bonne santé. C'est en juillet 1877 qu'il remarque pour la première fois une petite glande au côté droit du cou, et en octobre qu'il commence à souffrir de la gorge et du nez : déglution douloureuse, respiration gênée par enchifrènement, croûtés muco-sanguines, épistaxis, la tumeur du cou augmente ; amaigrissement ; c'est alors qu'il entre à l'hôpital à la fin de décembre.

A son examen, on remarque que l'amygdale gauche est hypertrophiée et anfractueuse ; rougeur de la gorge. La tumeur au cou occupe toute la région sterno-mastoïdienne et remonte aux creux sous-claviculaire à l'oreille. Les douleurs s'irradient dans toute l'épaule ; violentes névralgies.

Même tumeur à gauche du volume d'un œuf de pigeon ; ces tumeurs sont ganglionnaires, dures, immobiles, sans adhérence avec la peau. On assiste ainsi au développement progressif mais rapide d'un cancer du larynx déterminant de chaque côté, puis tout autour du cou des tumeurs ganglionnaires très-irrégulières, mamelonnées et volumineuses. L'état général s'altère sensiblement, la respiration est de plus en plus gênée, le cornage devient très-intense. Le malade a les veines du cou turgescentes, les yeux saillants et injectés, la face cyanosée, l'angoisse est extrême.

16 avril. M. Le Fort se décide d'employer, comme traitement palliatif, la trachéotomie qu'il fait avec le thermo-cautère de Paquelin. L'incision de la peau et des parties molles est faite lentement et méthodiquement, non comme avec le bistouri d'un trait continu, et sans que la lame abandonne les tissus, mais au contraire, par petits coups saccadés, d'un contact court, peu prolongé, mais souvent répétés. L'incision est le fait d'une sorte de cautérisation ponctuée. M. Le Fort préconise ce procédé au moyen duquel il évite un emmagasinement excessif de calorique par les

tissus voisins de la plaie et par conséquent la production des eschares consécutives. Quoiqu'on ait eu soin de maintenir le thermo-cautère au rouge sombre l'écoulement du sang a été abondant; deux petites artérioles ont dû être liées. Quand l'hémostase fut complète, mais alors seulement de façon à éviter que le sang attiré et entraîné par la colonne d'air inspiré ne s'engouffre dans les bronches et n'étouffe le malade, M. Le Fort d'un coup de bistouri ouvre la trachée et introduit son dilatateur.

Enfin, après que les premiers accès de toux furent passés et que l'expectoration des mucosités trachéales se fut terminée, quand en un mot, la respiration se fut établie régulièrement, la canule fut mise et maintenue en place. M. Le Fort insiste beaucoup sur cette manière d'agir sans précipitation et quand l'écoulement du sang est devenu insignifiant; il l'emploie toutes les fois que l'opéré n'est pas absolument in extrémis et il n'a jamais eu qu'à s'en louer.

Le 17, le malade s'est senti soulagé d'une façon inexprimable par l'opération, écrit-il dès le lendemain à M. Le Fort; il respire facilement et supporte bien la canule. La plaie a un bon aspect; elle parait d'autant plus profonde que les bords sont assez fortement tuméfiés.

Le 18, on lave la canule interne. La plaie suppure légèrement.

Le 19, le pavillon de la canule externe est un peu court; il s'enfonce dans l'épaisseur de la lèvre inférieure de la plaie dont les bords infiltrés sont assez fortement saillants.

Le 20, on retire la canule externe pour mettre sous le pavillon métallique et sur les bords de la plaie une feuille de taffetas gommé. Malgré leur tuméfaction, les lèvres de la plaie ne restent pas encore béantes et il faut, pendant que la canule est retirée et lavée, puis munie de taffetas, introduire le dilatateur dans la trachée pour empêcher la suffocation.

Le 25, le malade va aussi bien que possible. La tuméfaction de la plaie diminue; la suppuration est modérée; pas d'eschares du tout.

Le 28, on retire la canule externe pour la laver et pour panser la plaie; celle-ci va bien; et n'a jamais été bien large; elle diminue déjà depuis que la tuméfaction des bords disparaît.

Le pavillon a produit un érythème assez prononcé sur la peau des lèvres de la plaie; on le soigne par la glycérine. Pendant que la canule est enlevée les lèvres de la plaie restent béantes, la trachée perméable à l'air; le malade respire aussi bien qu'avec la canule, on ne se sert pas de dilatateur.

5 mai. Le malade parle assez bien en bouchant à propos sa canule, il parle aussi bien que le lui permet sa tumeur qui marche avec une rapidité effrayante, et envahit tout le pharynx, soulève le voile du palais, et empêche la bouche de s'ouvrir.

La plaie du cou n'a plus depuis quelque temps déjà que les dimensions nécessaires à la canule; il n'y a plus ni inflammation, ni suppuration, ni tuméfaction des bords; c'est une véritable et étroite fistule trachéale par laquelle la respiration s'effectue très-bien.

Cette observation confirme absolument notre manière de voir; nous ferons remarquer que M. le professeur Lefort a employé le système de ponctuation que M. Krishaber avait déjà employé. Nous avons vu nous-même le malade et nous sommes certain que si l'on avait tenté l'opération avec le bistouri, on aurait eu une hémorrhagie épouvantable, tant le cou était gonflé et les vaisseaux turgescents, à cause de la présence du néoplasme qui avait envahi toute la région.

MODE OPÉRATOIRE

Après avoir parcouru attentivement toutes les observations qui ont été publiées, après avoir vu employer le thermo-cautère depuis son invention dans la trachéotomie et d'autres opérations par nos différents maîtres dans les hôpitaux de Paris, et comparant cet instrument avec le galvano-cautère que nous avons aussi vu employer souvent, nous n'hésitons pas à préférer l'instrument du Dr Paquelin.

Le mode opératoire diffère peu de celui qu'on emploie dans la trachéotomie avec le bistouri. Le cou sera, autant que possible, dans l'extension forcée, de façon à bien tendre la peau au-devant de la trachée. On fixera bien ce canal.

Nous avons relaté des cas où il a fallu laisser les malades dans la position qu'ils avaient, ce qui en général a un peu gêné l'opération, mais n'a jamais empêché de mener l'affaire à bonne fin entre les mains des chirurgiens habiles.

Il faut être assisté d'un aide qui comprime la poire en caoutchouc de temps à autre, mais la première personne venue peut remplir cette besogne. C'est à l'opérateur à indiquer d'après la température de son couteau s'il faut ralentir ou accélérer les compressions de la pelote à air.

Le reste de l'opération se fait comme avec le bistouri. On aura marqué avec l'ongle ou de l'encre la ligne où l'on veut inciser, on tient le couteau thermique comme une plume à écrire, on l'incline à 45° environ et on procède lentement, par ponctuations successives dont la durée ne dépasse pas une seconde afin d'éviter le rayonnement qui pourrait résulter de l'action continuée du couteau, incisant d'abord la peau, puis les parties molles dans la longueur de l'ouverture que l'on veut avoir. Le couteau devra rester au rouge sombre, de cette façon les bords de la plaie ne sont pas carbonisés, on distingue à merveille tout ce que le couteau rencontre, si on apercevait un très-gros vaisseau on pourrait le lier avant de le sectionner, si un petit vaisseau donne on applique contre lui le plat de la lame et l'ouverture de la trachée ne sera faite qu'après l'arrêt du sang ; elle est, chez l'enfant, toujours facile, chez l'adulte elle le sera aussi le plus souvent. L'ossification des cartilages nécessiterait l'emploi d'un bistouri.

L'introduction de la canule à bec ne présente pas de particularités, elle se fait directement et sans dilatation. Il suffit, après l'opération, de placer un petit pansement à la charpie soit sèche, soit imbibée d'acide phénique, ou d'eau alcoolisée. M. Krishaber préfère employer pendant les trois premiers jours une solution de chloral au 200; pour les jours suivants au 100, jusqu'au moment de la cicatrisation complète. A cet effet, on trempe un pinceau de blaireau dans ce liquide légèrement tièdi et le nettoyage se fait 3 ou 4 fois par jour, et au lieu de taffetas ciré dont on entoure ordinairement la canule, il met une rondelle d'amadou trempée dans la solution du chloral. On éviterait, paraît-il, de cette façon l'irritation légère que causent les autres pansements, et il ne se ferait ni acné, ni furoncles, ce qui arrive assez souvent avec les pansements ordinaires. L'opération n'a pas duré en général plus de deux à trois minutes. Mais, il ne faut pas chercher à abréger ce temps, car alors, on perdrait les bénéfices du thermo-cautère : on serait obligé de chauffer davantage, et l'hémostase n'aurait plus lieu.

CHAPITRE V

RÉFLEXIONS ET CONCLUSIONS

Nous aurions pu donner avec tous leurs détails encore plusieurs observations, mais elles ne présentent pas d'intérêt particulier par un incident nouveau. Dans la thèse de Chavoix (1878 - mars), on compte trente-et-une observations anciennes et deux inédites, actuellement avec les cinq nouvelles que nous avons l'honneur de publier, nous arrivons au chiffre de trente-huit observations, qui toutes concordent pour témoigner en faveur de la thermo-caustique. En effet:

MM. Poinsot, de Bordeaux, a fait   7 opérations au thermo-cautère.

Dubourg,	—	4
Mauriac,	—	2
Dudon,	—	1
Denucé,	—	2

Baudrimont,	—	1
Lande,	—	1
Gillette, de Paris,		2
Tillaux,		2
De Saint-Germain		1
Verneuil,		4 (1 inédite) (1).
Krishaber,		9 (3 inédites) (2).
Weiss (Hongrie),		1
Lefort,		1 (inédite) (3).
	Total	38 opérations au thermo-cautère.

Les trachéotomies au galvano-cautère sont bien plus nombreuses. Nous avons publié avec détail celles qui sont les plus intéressantes; nous ne connaissons pas le nombre d'opérations faites avec le couteau électrique, mais ce que nous en avons lu et ce que nous donnons dans notre thèse est bien suffisant pour justifier de notre préférence pour l'instrument Paquelin.

Nous croyons donc actuellement pouvoir faire quelques remarques. L'emploi de la chaleur dans la trachéotomie a été un progrès. Il est vrai que le galvano-cautère avait quelques inconvénients : la chaleur du fil était difficile à régler, et dans un certain nombre de cas, on a vu la graisse des tissus divisés fondre, crépiter et même s'enflammer, mais avec le thermo-cautère cet accident n'est jamais arrivé, à notre connaissance. Nous avons eu l'honneur cependant de voir bien des opérations faites avec cet instru-

(1) Contenue dans cette thèse, p. 00.
(2) *Idem*, p. 00.
(3) *Idem*, p. 00.

ment : les unes légères, d'autres très-graves. Ainsi, par exemple, nous avons vu M. Verneuil enlever de la partie supérieure et antérieure de la cuisse chez une femme un myxome très-vasculaire qui ne mesurait pas moins de 20 centimètres de hauteur et 12 à 15 de largeur. Cette opération fut faite presque à blanc. Chaque fois que l'on arrivait auprès d'une veine ou d'une artère un peu grosse on pouvait la pincer ou la lier. Nous avons vu faire l'opération de la castration et la plaie était si nette, si exempte de sang qu'on put montrer à tous les assistants la disposition des nerfs, veines, artères qui constituent le cordon spermatique, leur position relative, prendre chaque organe successivement et en faire la ligature, puis la section comme on l'eût fait sur le cadavre, de même nous avons été heureux de voir dernièrement le chirurgien en chef de la Pitié faire la trachéotomie préventive à une femme atteinte d'un polype naso-pharyngien, obs. n° 3; le malade n'a perdu que quelques gouttes de sang et les suites de l'opération étaient heureuses. Presque pas d'eschares ni hémorrhagies secondaires, etc., etc. Pour arriver à ce résultat, nous croyons avoir remarqué qu'il faut employer un couteau assez épais, et n'élever la chaleur qu'au rouge sombre. Les anneaux de la trachée sont sectionnés très-facilement chez l'enfant, aussi facilement que les parties molles sans inconvénient. On lira à la page 85 une observation toute concluante à cet égard, il n'y a que chez l'adulte qu'on pourrait peut-être avoir quelques difficultés si les anneaux étaient ossifiés. Mais ce cas se présentera rarement et il suffira alors de les exciser au bistouri. On rentrera alors dans la méthode mixte de M. Labric.

Les quelques faits nouveaux que nous avons pu trouver à l'étranger ou qui nous ont été communiqués par des maîtres bienveillants concordent tous pour affirmer les avantages du procédé thermique. En dernier lieu et au moment d'écrire ces lignes, M. le professeur Lefort nous a communiqué l'observation n° 31, qui confirme absolument cette manière de voir. Nous ferons remarquer que ce professeur a opéré par petits coups ponctués; nous avons vu nous-même le malade et nous sommes certain que si on avait tenté l'opération avec le bistouri, on aurait eu une hémorrhagie épouvantable, tant le cou était gonflé et les vaisseaux turgescents, à cause de la présence du néoplasme qui avait envahi toute la région. M. Krishaber après avoir repoussé cette méthode pendant un certain temps est devenu un de ses plus ardents partisans. De même qu'aujourd'hui M. de Saint-Germain (communication orale) approuve cette méthode avec le système de ponctuation adoptée dernièrement par M. Krishaber (voy. *Société de chirurgie* 1877). Aussi, arrivé à la fin de notre travail, pensons-nous pouvoir formuler les conclusions suivantes.

CONCLUSIONS

La trachéotomie est facile avec les instruments incandescents.

Le plus commode de ces instruments est les thermocautère.

Avec eux on peut :

1° Éviter pendant l'opération la perte de sang ;

2° L'ouverture de la trachée se fait au fond d'une plaie à sec ;

3° L'hémorrhagie secondaire n'est pas plus fréquente avec le couteau rougi qu'avec le bistouri, si on opère par ponctuations à la température du rouge sombre, et il ne se produit même pas d'eschares ;

4° La réaction locale est modérée, et les suites de la plaie ne sont pas autres que celles d'une incision au bistouri ;

5° La nécrose des cartilages incisés n'a jamais eu lieu dans les observations que nous avons parcourues, malgré es inquiétudes qu'avaient témoignées quelques chirurgiens ;

6° Le maniement du thermo-cautère est bien plus facile, plus sûr que celui du galvano-cautère ;

7° La canule à bec permet de se passer de dilatateur, et par suite son passage à travers l'ouverture de la membrane crico-thyroïdienne seule est facile.

8° La laryngotomie intercrico-thyroïdienne doit être préférée à tous les autres procédés de trachéotomie.

9° La laryngotomie intercrico-thyroïdienne est applicable chez l'enfant au-dessus de trois ans et présente chez lui les mêmes avantages que chez l'adulte.

INDEX BIBLIOGRAPIQUE.

Hippocrate. — Epidémies, liv. VI, traduction de Littré.

Galien. — Méth. méd., liv. V, cap. XII.

Aretée (de Cappadoce). — Acut morbis, liv. I, cap. X.

Cœlius Aurelianus (de Cynanche). — Liv. III.

Celse. — De faucium morbis, lib. IV, cap. IV.

Bretonneau. — Des inflammations... de la diphthérie, 1826. Paris.

Trousseau. — Journal des Conn. médic., 1833-1834.

     — Recherches sur la trachéotomie (Union médicale, 1851).

     — Clinique de l'Hôtel-Dieu.

Gendron. — Propositions sur la trachéotomie. (Journ. des Conn. médico-chirug., novembre 1835.

Bricheteau. — Rapport sur le travail de Gendron (Bulletin de l'Académie de médecine, 1839, t. III), discussion à la suite du rapport.

Maslieurat-Lagemart. — Gaz. méd., 1841-1842.

Jousset. — De la trachéotomie (Arch. Journal de médecine, 1844, t. V, p. 401).

Guersant. — De la trachéotomie (Bull. de thérap., 1864, t. LXVI, p. 64 et 108).

Dupuy. — Trachéotomie (Journ. méd. de Bordeaux, 1852).

Axenfeld. — Des accidents après la trachéotomie, 1853.

Chassaignac. — Nouvelle méthode de trachéotomie (Gaz. méd. de Paris, 1853).

     — Obs. et réflex. sur la trachéotomie (Gazette médicale de Paris, 1857).

Archambault. — Réflexions sur la trachéotomie (Union médicale, 1854).

Trousseau. — De la trachéotomie (Archiv. de méd., 5e série, t. V, p. 257, mars 1855).

Edwards. — Trachéotomie (Edimburgh médical Journal, 1856).

     — Trachéotomie (Bull. de thérap., 1857, t. LII, p. 138).

Loiseau. — Procédé pour pénétrer dans les voies aériennes (Rapport lu à l'Académie par Trousseau, 26 août 1857).

André. — Du traitement du croup à l'Hôpital des Enfants en 1856. Thèse.

     Choukry.

Bouillaud. — De la trachéotomie dans le croup. Thèse 1857.

Loiseau. — Du tubage de la glotte (Acad. des sciences, 11 octobre 1858).

Royer (H.) et Sée (G). — Recherches sur la mortalité par le croup et les guérisons par la trachéotomie (Acad. des sciences, novembre 1858).

Trousseau. — Rapport sur le tubage de la glotte (Bulletin de l'Acad., 2 novembre 1858, t. XXIV, p. 99). Discussion sur le rapport : Bouvier, Piorry, Malgaigne, Trousseau, Bouillaud.

Gros (L). — Observation de croup traité par le cathétérisme du larynx (Bull. de thérapeutique, 1858, t. LV, p. 219).

Stomberg (de Darmstadt). — Trachéotomie dans un cas de croup (Arch. für phys. Heilk., nouvel série 1857 et Gaz. méd. de Paris, p. 423, 1858).

Green (Horace) (de New-York). — Du cathétérisme des voies aériennes dans le traitement du croup (Bulletin de l'Acad., 18 mai 1858).

Millard (A.). — De la trachéotomie. Thèse 1858.

Duhomme. — Quelques considération sur la trachéotomie. Thèse 1859.

Roger (H.). — Des ulcérations de la trachée produites par le séjour de la canule (Bull. de l'Acad., 5 avril 1859).

Fock (de Magdebourg). — Rapport sur 24 opér. de trachéotomie (Deutsche klinik, 1859).

Roser. — Trachéotomie dans le croup (Arch. f. physiq. Heilk., 1860).

Bouvier. — Sur les canules et les dilatations de la trachéotomie (Bull. de l'Acad., 1862).

Barbosa. — Elude du croup en Portugal. Lisbonne, 1863.

Guichard (de Troyes). — Des indications de la trachéotomie dans le croup (Gaz. hebd., 1863, 28 août).

Delore. — De l'opération du croup chez les enfants. Paris, 1863.

Isambert. — Un cas de trachéotomie heureuse chez un enfant de 16 mois (Bull. de la Soc. méd. des Hôp., juin 1867).

Peter. — De la trachéotomie et du group (Bull. de la Soc. méd. des Hôp., 2me série, t IV, p. 191, 1868).

Bourdillat. — Statistique pour servir à l'hist. de la trachéotomie (Soc. méd. des Hôp., 186", 2me série, t. IV).

Dumontpallier. — Trachéotomie chez les enfants en bas âge (Soc. méd. des Hôp., 2me série, t. IV, p. 227).

Calvel (de Castres). — De la trachéotomie (Revue méd. de Toulouse, 1867).

Sanné. — De la trachéotomie. Thèse 1869.

Broca (Paul). — De la cautérisation électrique (Soc. de chirug., 1856-57.

— Traité des tumeurs, t. I, ch. XIII, 1866.

Bouchacourt. — Du cautère actuel. Paris, 1836.

Th. Anger. — De la cautérisation dans les maladies chirurg. Thèse d'agrég., 1869).

Amussat. — Galvano-caustique, 1871.

Bourdon. — Trachéotomie par le galvano-cautère (Archiv. gén. de méd., t. XXI, 1873).

Verneuil. — De la trachéotomie par le galvano-cautère. Thèse 1874.

Heral. — Trachéotomie par le galvano-cautère. Thèse 1874.

Krishaber et Verneuil (lettres). — Maladies de l'oreille et du larynx, 1874 à 1878.

Krishaber. — Maladies de l'oreille et du larynx (diverses observations, 1874 à 1878).

Mauriac. — Trachéotomie au thermo-cautère (Bull. de la Soc. méd. de Bordeaux, 1876).

— Trachéotomie au thermo-cautère (Gaz. méd. de Bordeaux 1877).

Poinsot. — Trachéotomie au thermo-cautère (Province médicale, 1877).

Th. Moreau. — Trachéotomie. Thèse 1877.

Gillette. — Société de chirurgie, 1877.

Chantelauze. — Application du thermo-cautère. Thèse Montpellier, 1877.

Baudrimont. — Corps étrangers des voies aériennes (Bordeaux méd., 1877).

Chavoix. — Etude sur la thermo-trachéotomie. Thèse 1878.

A. Parent, imprimeur de la Faculté de Médecine, rue M^r le-Prince, 31

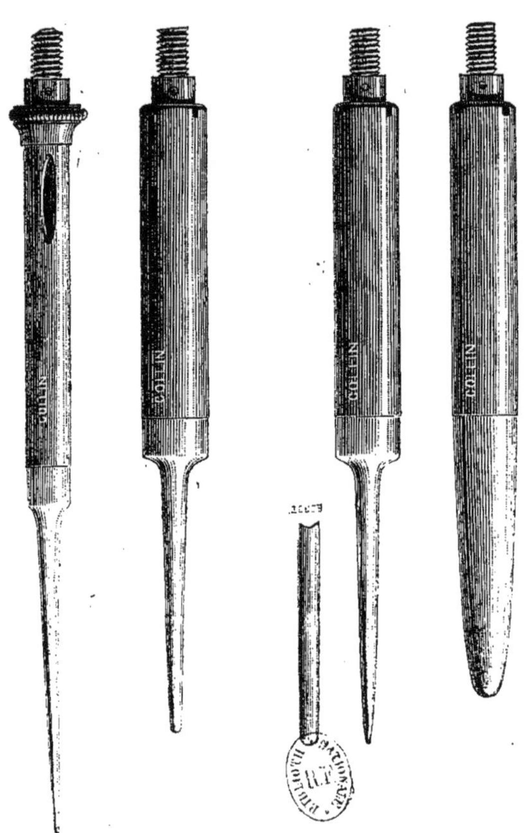

Fig. 2.

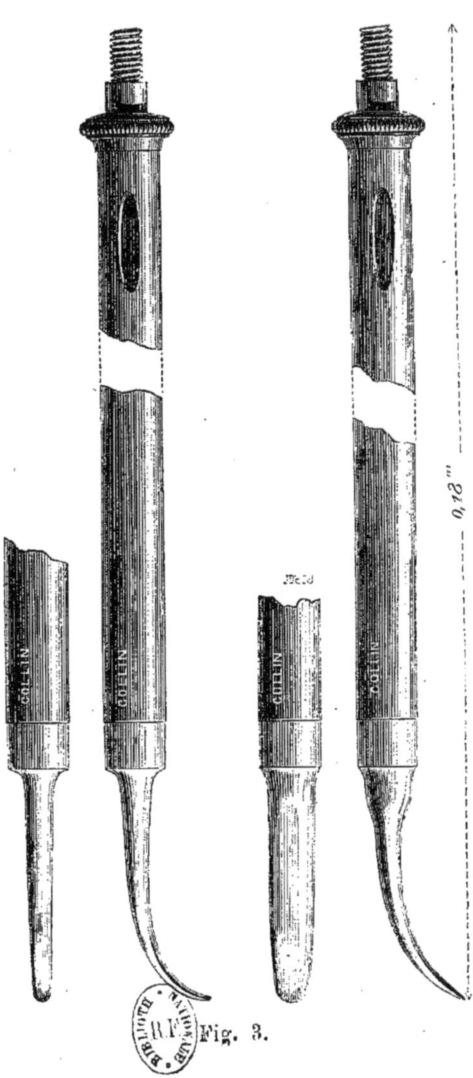

Fig. 3.

BIBLIOTHEQUE NATIONALE DE FRANCE

www.ingramcontent.com/pod-product-compliance
Ingram Content Group UK Ltd.
Pitfield, Milton Keynes, MK11 3LW, UK
UKHW022041170726
13837UKWH00002B/731